ロング新書

子どもの免疫力を高める方法

医学博士
藤田紘一郎

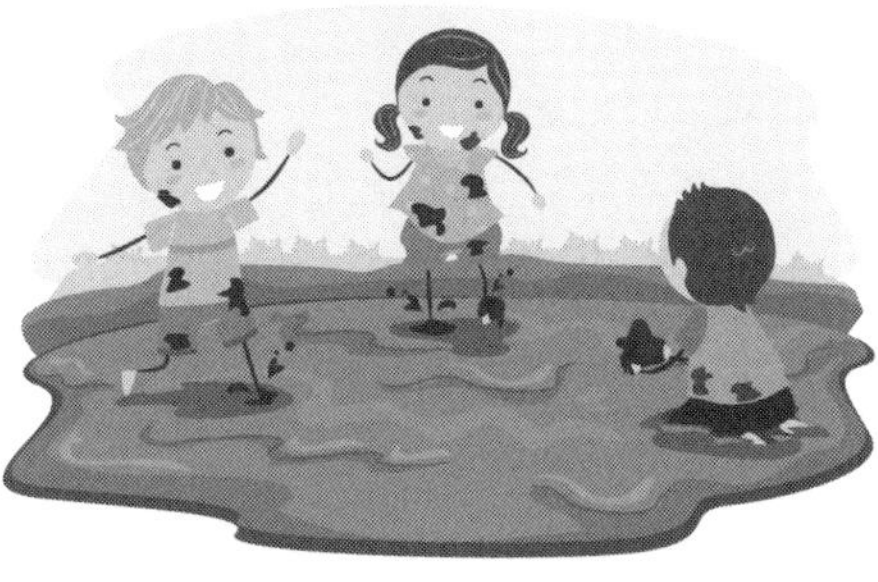

はじめに

人間が持っている「治癒力」や「免疫力」はふだんの生活や食事で最大限に生かせる

「健康格差」という言葉をニュースや本などでよく目にするようになったのはここ最近であるが、既にこのことは社会問題となって顕在化している。

いちばん大きく取り上げられているのは、経済や学歴の格差がそのまま健康格差につながるということである。収入が少ないことで、健康維持に必要な物やサービスを十分に購入できず、医療機関へ出向く頻度にも格差が生じるからだ。

経済や学歴の差がどうしてもできてしまうのは、社会を形成して生きる私たちにとっては避けようのない事実である。生まれた家庭、環境、地域などによってもさまざまな差が生じるであろうし、長い人生において全てが公平なことなどありえないのは、誰もが承知している。

ゆえに、自分の力で人生を切り開いていくのが人間であり、自分に責任を持って仕事や健康を維持していくこと、そして、差があったとしてもそれぞれが生きやすい社会をつくっていくことが、私たちの生きる意味であり喜びと言えるのかもしれない。

とはいえ、幼い子どもたちの健康について、「自己責任だから仕方がない」と言う人はいるだろうか。

幼少期の健康管理が自己責任論で片付けられないことは、子を持つ親だけでなく、大人なら誰でも納得する話であろう。

子どもが成長する環境は周りの大人が整えてあげるべきであり、健やかに生きるための健康教育を子どもに授けるのは大人の責任である。

私が本書で述べる健康教育は、経済や学歴の格差で大きく左右されるようなものではない。**人間が本質的に持っている「治癒力」や「免疫力」を、普段の生活習慣や食事で最大限に生かすことを目的としている。**

大人がよい生活習慣や知識を身につけていれば、それらは自然と子どもにも伝わり、やがて当たり前の環境となって大人へと成長していく。

本書のなかでも詳しく述べているが、個人の腸内細菌の組成は生後一年くらいで決まってくる。また、脳神経シナプスの刈り込み現象は三歳くらいがいちばん著しい。

周囲の大人にこれらの知識があるかないかで、子どもの健康や人生は左右される可能性がある。

また、ハーバード大学大学院で「社会疫学」を教えているイチロー・カワチ教授は、義務教育に入る前の「早期教育」が重要だと言う。医学的には生後三カ月から三年までの早期教育は、健康と育児の発達のためにきわめて重要だと証明されており、この時期の教育格差が日本では最も顕著であると述べている。

健康知識を得ることに大金を使う必要はない。さらに、健康に注意する生活習慣を身につけることで、病院に行くことや薬を使うことも減るため、結果的には本人においても、国においても、うなぎ上りになっている医療費の高騰も防ぐことができるのである。

このように、**幼少期の生活習慣は人生を左右する**。そのために大人には何ができるか。少子化、超高齢社会となったわが国にとって、社会的にも非常に重要な課題を突き付けられているのではないだろうか。

藤田紘一郎

2章 子どもの生活を見直す

3章 子どもの心を元気にする

4章　子どもの食生活こそ基本

5章 家族で楽しくできる健康法

序章

ゼロ歳からの免疫力

免疫力の低下とアレルギーの関係

現在、アトピー性皮膚炎に悩んでいる子どもが多い。しかし、この病気は五〇年前の日本にはほとんどなかった病気なのだ。なぜ、こんなに多くの子どもたちがかかるようになったのだろうか。

それは日本の子どもたちの免疫力が低下したためだ。

アレルギーとは、免疫力が増強したために過剰に反応して起きるものである、と思っている人もいると思うが、これは間違いである。アレルギー反応とは、寄生虫や細菌、ウイルスなどの微生物たちとつきあわなくなった人の免疫力が低下し、微生物たちの代わりにダニの死骸やスギなどの花粉に反応している状態だ、ということなのだ。

現在、日本の子どもの四三％がアレルギー性疾患にかかっているという。アレルギー性疾患とは、アトピー性皮膚炎をはじめ気管支ぜんそく、花粉症、食物アレルギーなどの病気をいう。

どんな子どもたちがこれらのアレルギー性疾患にかかりにくいか、という疫学調査がある。まず、子だくさんで狭い家に暮らしている子どもだ。

また早期に託児所に預けられた子どもや、犬や猫を家の中で飼っている家の子ども、農家で育った子ども。そしておもしろいことに、手や顔を洗う回数が少ない子どもほどアレルギーにならないこともわかった。要するに「適度に不衛生な環境」と「粗食」がアレルギー反応を抑制したという調査結果だ。

したがって、どうしたら日本の子どもたちがアトピーなどのアレルギー性疾患にかからないようになるか、その答えは簡単にわかるだろう。

子どもたちを積極的に外で遊ばせることだ。そして、穀類、野菜類、果物などの植物性の食べ物を多く食べさせることだ。

私の調査によると、外で遊ぶ子どもや、スナック菓子やインスタント食品、肉類などを多くとらない子どもたちにアトピーなどのアレルギー性疾患が少ない、ということがはっきり出ている。

外で泥んこ遊びをして、微生物とつきあうようにしよう。細菌などとつきあうことによって自然に免疫力はついてくる。

穀類、豆類、野菜などの食物を中心にバランスのよい食事をしよう。これらの植物性の食品は腸内細菌の「エサ」になる。これらの食物を食べると、腸内細菌の数や種類が増えて、免疫力が増強することがわかってきた。

今、日本の子どもたちが好んで食べているものは、ハンバーガーやスナックだ。しかし、これらの食品だけを食べていると、免疫力が低下して、アレルギーになりやすくなることを知ってほしい。

笑って、自然に触れて免疫機能を高めよう

私たちは感染症やガン、アレルギーといった病気に打ち勝つために、防御機構をもっている。その中で、重要な働きをしているのが免疫である。

免疫とは外部から侵入するウイルスや細菌などの微生物を認識し、反応してこれに特異的に反応するリンパ球を増やし、抗体をつくらせる、という機構だ。だから、ふだんからこれらの微生物と接しなければ、免疫機能は活性化されないわけだ。

私は、きれいにすることはよいことだが、「行き過ぎた清潔は免疫力を低下させる」とふだんから主張している。日本社会は抗菌グッズが街にあふれ、抗生物質や殺菌剤

の乱用で、日本人が微生物とつきあう機会が減っている。日本人の免疫力を上げるためには、この「行き過ぎた清潔志向」に歯止めをかける必要があるのだろう。

免疫機能を下げる因子は、大人の場合は酒の飲みすぎや過度の喫煙のほか、麻薬や薬物の常用などをあげることができるが、子どもの場合に最も問題になるのは、この「微生物とのつきあい」の少なさということになる。

免疫機能を上げるには積極的に外に出て自然に触れることだ。きれいな部屋でスマホをさわってばかりいると、免疫力が低下して、アトピーなどになりやすい。逆に、外で泥んこ遊びをする子どもはアレルギーになりにくいというデータを私たちは得ている。

泥んこ遊びだけでなく、単に外で遊ぶことでも、あるいは適当に運動することでも免疫力が上昇する。森に入ってリフレッシュすることもいいだろう。

そして、毎日を規則正しくおくること。「笑うこと」や「楽しいことをイメージする」だけで免疫力が高まることが最近の研究結果で明らかにされてきた。

そして、なんといっても食物を上手にとることが、免疫機能の活性化に効果的だということがわかってきた。

米国ガン学会は「ガンを予防する食品」を発表している。それらはすべて、穀類、野菜類、豆類などの植物性食品だった。植物性の食品にはβ《ベータ》カロテンをはじめとする免疫増強物質が多量に含まれているほか、腸内細菌類のエサとなって結果的に免疫機能を増強する効果があったのだ。

防腐剤や抗菌剤が入ったインスタント食品やコンビニ食、ファストフードなどの食品はなるべくとらないようにしよう。暴飲暴食を避け、規則正しく食事をとろう、ということが免疫力を上げるためにとくに重要なことである。

母乳には特別の仕かけがある

よく「免疫力を高める食品」とか「免疫力が落ちて病気になる」という言葉を聞く。でも「免疫」について正確に知っている人は少ないと思う。

それでは「免疫」とは一体なんだろうか。「免疫」という言葉は「病から免れる」という意味をもつ。たとえば、おたふくかぜのウイルスが一度人体の中に侵入すると、人の体の中の「免疫細胞群」がそれを覚えていて、二度目のおたふくかぜのウイルスの侵入を完全に阻止することができる。このことを応用したのが、予防接種である。

免疫の中心となっているのがリンパ球である。ひと口にリンパ球とよんでいるが、それには互いに異なった働きをするいくつかのグループが存在する。抗体といって異物を排除する物質を産生するリンパ球がB細胞で、そのB細胞の働きを補助するリンパ球がT細胞である。

その中で、とくにB細胞の抗体産生を促進するT細胞がヘルパーT細胞といわれる。ヘルパーT細胞は、さらにTh1とTh2といわれるふたつのサブユニットに分かれる。Th1はガン細胞が体内に出現したときに見つけて攻撃したり、ウイルスの感染を阻止したりする。Th2はアレルギー反応をコントロールする細胞群である。

ヘルパーT細胞は、抗体をつくるB細胞の後押しをするばかりでなく、ガン細胞やウイルス感染細胞を直接破壊して殺すキラーT細胞の増殖を助ける作用ももっている。また、手強い細菌や真菌（カビ）を細胞内に取り込んで殺す働きをするマクロファージ（大食細胞）の作用を高める手助けもする。

これらの補助作用は多くの場合、T細胞がインターフェロンやインターロイキンなどのサイトカインと総称される物質を産生・放出することによっている。

リンパ球には、B細胞やT細胞のほか、キラーT細胞に似た働きのあるNK細胞(ナチュラルキラー細胞)などがある。

さて、人が生まれると母親の乳を飲む。母乳は乳児にとって唯一の単一で完全な食べ物となる。実は、この母乳は免疫力を付与し、消化管の発達を促し、健全な腸内細菌叢も確立させる多くの物質を含んでいるのである。

このうち、子どもが生まれて三週目ぐらいまでの母乳を「初乳」という。この初乳にはとくにIgAという抗体が多量に含まれている。

このほか、ラクトフェリンやリゾチームなどの抗菌物質や腸管を正常に成長させる因子を多く含んでいる。

つまり、新生児を感染症から守るため母乳には特別の仕かけがあるということだ。ゼロ歳から免疫力をつける工夫がされているのである。

私たちの「防御機構」はこのような「免疫」と、生まれながらに備わっている「自然抵抗力」とのトータルな能力をいう。これを自然治癒力といっている。

したがって、より大きな自然治癒力を得るためには、生まれてからすぐ免疫力をつける努力が必要だろう。つまり、まず母親の初乳を飲み、ふだんからウイルスや細菌などの微生物とつきあったり、免疫力を高める食品をとったり、ストレスを除き、規則正しいリラックスした生活をすることなどが必要なのである。

一章

子どもの周辺が危ない

体を守る大事な菌まで殺してしまう抗菌グッズ

抗菌グッズが相変わらず流行《はや》っている。

子どものまわりにはソックス、くつ、歯ブラシ、文房具、おもちゃ、台所にはふきん、まな板、リビングにはエアコン、トイレには便座クリーナー。そして私たちが住んでいる家の建材や内装にまで抗菌や防虫のものが多くなった。

抗菌グッズとは防臭、防カビ、防虫効果をプラスして加工したものだ。

しかし、商品に抗菌剤の成分は表示されていないし、業者も体にもよくないことやたいした効果もないことを知りながら売っているのは、新しいもの好きで、きれい好きな日本人なら絶対、飛びつくだろうと確信したからだ。

案の定、トイレ用品、家電、家庭雑貨、衣類までたくさんの商品が出回り、もはや抗菌加工なしでは商品が売れにくいともいえるほどで大繁盛だ。日本人の超清潔志向がこの現象を生んだと考えられる。

この本を読んだ大人には知ってほしい。この抗菌剤が小さい子どもの敏感な皮膚をダメにしてしまうことがあるということを。人の皮膚の表面にはバイキンから皮膚を守る皮膚常在菌が存在しているが、抗菌剤や消毒用のアルコールはこうした菌まで殺してしまう。

抗菌マスクをしたら口のまわりがアレルギー反応を起こし、アレルギー性皮膚炎になってしまったり、抗菌たわしで洗った水槽に熱帯魚を入れたら、死んでしまったという例が報告されている。

かつて人間は抗菌剤を使わなくても洗ったり、煮沸したり、熱湯をかけたり、日に干したりすることで消毒や殺菌をしてきた。肌着や布団は日によく当て、台所用品は煮沸をする。

そろそろ抗菌グッズに頼らない暮らしを考えてみてはいかがだろう。まず抗菌グッズを買わないことから始めてみよう。

2●過剰な無菌志向

バイキンは本当に敵なのか

O‐157やカビなどのバイキンを洗剤や薬でやっつけ、破裂、消滅させるリアリティーあふれる最近のテレビ・コマーシャル。

きっと「人間の手はあんなに汚いものだったのか」と驚いたり、「あんな攻撃的なバイキンはやっつけなくては」と敵意を抱いたことだと思う。そんなコンピュータ・グラフィックスを使ったコマーシャルが多い。

昔は槍を持った「バイキン君」みたいなかわいらしいものだったが、今はなにがどの菌か見当がつくくらいリアルになっている。

ところでバイキンは本当に敵なのだろうか。大人が「手をきれいに洗ってバイキンをやっつけようね。じゃないとおなかが痛くなるよ」と口すっぱくして言っていれば、子どもはそう思うだろう。もちろん、外遊びをしたあとや食事の前に手を洗うことは大切だ。問題はその洗い方なのだ。

クレゾールや逆性石けんで消毒とまではいかなくても、薬用石けんで過剰にゴシゴシやってしまう。でも、ほとんどの菌は流水で一〇秒も洗えば落ちてしまう。よほどの汚れでなければ、石けんなど必要ない。というと、「えっ」といやな顔をされそうだが、私たちのまわりにそんな危ない菌は存在しないから安心してほしい。

コマーシャルの「無菌志向」に惑わされてはいけない。清潔を謳うのは企業の利益のためだけのことだから。

幼稚園や小学校、そして家庭で意図的に「普通の衛生観」を教えていくことは大切だ。「慣れ」は大きい。小さなうちからの衛生観が一生続くものだ。おかあさんは子どものおしっこに触れたくらいで騒ぐことはないし、砂場やペットを触った手は水道の水で洗ってあげれば、なんの問題もない。

もう少し清潔に対しても図太くありたいと願う。まわりが自分より汚い、人は自分より汚い。そう思っている大人の気持ちは子どもに伝わってしまうものだ。このままでは、子どもたちはますますひ弱になってしまう。

他人はあなたが思っているほど汚いものではないのだ。

3●異物への嫌悪感

自分の排泄物にもっと関心を

子どもにウンチやおしっこ、ゲロやゲップ、おならなどについて、きちんと説明ができますか。

そんな人間の体から出る「ばっちいもの」ばかりを扱った『きみのからだのきたないもの学』は私の初めての翻訳絵本だ。

この絵本はウンチやおしっこって、どんなものだろう、その仕組みを知ってもらおうと書かれたおかあさんと子ども向けの絵本で、アメリカでは三〇万部を超すベストセラーになっている。手にとるとリアルでオープンな表現に、日本の上品なおかあさん方はためらうかもしれない。

でも、子どもが丈夫に生きるためには、まず異物への嫌悪感を薄めることが大事だと原作者は思ったのだろう、排泄物を医学的に正しく人間にとって大切なものであると、子どもにわかりやすく解説している。

これを読むと、「ばっちいもの」がいかに人が生きるのに重要な役割を果たしているかがわかる。考えてみれば当たり前のことだ。人間はもっと自分の排泄物に関心をもっと同時に知識があってもいいと思う。

自分の汗やウンチのにおいを消し、腸内の大腸菌までいたずらに忌み嫌うことは、人間が生き物であることを否定することにつながる。

生まれたときからウンチもすれば、おならもする。この当たり前の生理現象に、いつからふたをして「人間は汚いものと無縁です」という顔にさせてしまうのか。

おかあさんは胸に手を当てて考えてほしい。

やがて親は年老いるし、病気にもなる。老人になれば体臭もおしっこも臭くなるものだ。そのときに子どもが「汚いもの」に、そして親に拒絶反応を起こすおそれがあるのだ。そのときに後悔しても遅い。

こうしたものに嫌悪感を抱くように育ててしまったのはあなたなのだから。

ちょっとおどかしてしまったが、この絵本には、行き過ぎた衛生観念に歯止めをかけたいという願いを込めたつもりだ。

家族で読んでみてほしい。

人間だって地球に寄生している生き物

地球の温暖化がこのまま進むとどうなるか。二一〇〇年には平均気温が約二℃上がり、東京は今の鹿児島のように暖かくなる。同時に北極や南極の氷が解けて海面が五〇㎝も上がり、津波、高波などが心配になるばかりか、海に沈んでしまうところも出てくるという。

気温が上がることによって、今まで眠っていた病原微生物が活動を再開したり、新しいものが発見されたりするだろう。人類はまた、新たな病気と闘っていかなければならなくなるのだ。

それだけではない。現時点で地球の森林がどんどん減っているのも問題だ。ハンバーガー用の食肉牛を育てる牧場開発や焼き畑、紙の原料のための伐採…。

豊かな生態系を残す熱帯雨林などには、まだ発見されていない動植物が何千、何万種もいるとされているのに、経済効率優先で自然破壊を進めている。

なんて人間は身勝手な行動をとるのだろう。

それに比べて相利共生する寄生虫はなんとも謙虚だ。彼らは宿主（寄生虫の棲息する住まいとなる生物）から栄養をもらって生きている。

つまり宿主なくして生きていけないから生き延びるべく、自らを環境に適応させている。なんとも健気だ。

ところが人間ときたらどうだろう。寄生虫と反対に環境を自分に適応させ、身のまわりを快適な環境につくり変えている。山を削ってゴルフ場にし、川をせき止めてダムを造り、自然の流れを変えてしまっている。

自分本位な身勝手さ。人間は環境を自分に適応させようと推し進めるが、そろそろ周囲に人間を合わせていく姿勢で生活していかなければならないのではないだろうか。宿主なしでは生きていけない寄生虫は、いつもそのことを念頭において進化している。つまり「共生」のマナーを心得ているわけだ。

人間だって地球に寄生している生き物なのだから、もう少し宿主の地球と「共生」することを考えていくべきだ。

自然体験が豊かな子どもほど正義感が強い

学校に、親に、飼いならされてしまっている子どもたち。過密なスケジュールに縛られ、身動きがとれなくなっている。

私の考える「健康法」はもっと自然と触れ合って、いろいろな体験をすることだ。そもそも「人間も自然の生き物である」ということを認識する必要があるのだ。

文部科学省の「子供の体験活動調査」（一九九八年）によると、日の出・日の入りを見たことがほとんどないという小中学生が三人に二人、星空をほとんど見たことがない子が四～五人に一人。チョウやトンボなどの昆虫をつかまえたことがある子は半数近くしかいない。

この調査結果で興味を引くのは、自然体験の豊かな子どもほど「バスや電車で席を譲る」「友達が悪いことをしたらやめさせる」と答える割合が高いことである。つまり、道徳感や正義感が身についているのだ。

子どもが小さいうちからハイキングに行くなり、昆虫採集をするなり、自然に触れさせたい。

自然は人間の言うことなど聞いてくれない。我慢して、工夫して、いろいろな知恵を働かせて、つきあっていかなければならないのだ。

人間は思いどおりにならないときに初めて歩みよったり、譲り合ったりという謙譲の精神を培うのだと思う。

それと同時に人間の存在のちっぽけさ、弱さにも気づくはずだ。

そして、自然と触れ合っていると、満天の星空や日の出・日の入りの燃えるような美しさ、木々からこぼれる露のはかなさなど、感動を覚えることにもたくさん出くわすだろう。

感動体験は免疫力を高めるのだ。

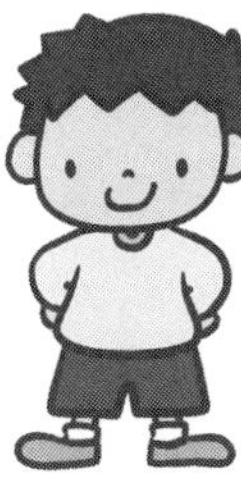

6●大切な腸内細菌

いろいろな菌とつきあうことで丈夫になる

人の腸の中にはたくさんの菌が棲みついている。その種類は二〇〇種類。数はなんと一〇〇兆個にもなる。ちなみにウンチの大部分はその死骸だ。菌には善玉菌といわれる乳酸菌やビフィズス菌などと、悪玉菌といわれる大腸菌などがある。これはあくまで便宜上、分けたもので、人が健康なら、悪玉菌といわれる大腸菌も消化を助けたり、ビタミンを合成したり、いいことをしている。

それなのに大腸菌が悪玉菌といわれるのは、美容に悪かったり、老化を早めたりする毒素や有害物質をだしたりしているからだ。ふだん、健康なときは悪玉菌はなんの悪さもしない。善玉菌の乳酸菌が増殖を抑えてバランスをとっているからだ。だから、体調をくずすと俄然、悪玉菌が勢いを増してくる。

日本人はすぐ大腸菌は悪玉と嫌うけれど、悪玉菌がいないと善玉菌も働かないし、仮に全部の大腸菌を排除してしまうと下痢を起こすなど体に悪い影響を及ぼす。

つまりバランスが大切なのだ。腸内細菌は種類や数が多いほど、免疫力が高まって、ガンにもアレルギーにもなりにくくなることがわかってきている。

逆に腸内細菌が少なくなると、体の免疫力が低下し、特に口から入ってくる病原菌に対してのバリアの役目が果たせなくなる。

私はかつてアメリカで実験のためにコレラ菌を飲んだことがあるが、なんともなかった。ところが腸内細菌を抗生物質で弱らせてからコレラ菌を飲んだら、ものすごい下痢になってしまったことがある。専門家の間では「腸内細菌は臓器のひとつ」とさえいわれているほど、人が生きていくのに欠かせないものだ。また、最近、アメリカでは大腸菌を飲むことが真剣に考えられている。

O－157のような悪い細菌が口から入ろうとしても、腸内を、無害の大腸菌でいっぱいにしてしまい、入る余地をなくしてしまおうというわけである。

腸内細菌を増やすには腸内細菌のエサとなる植物性の食品を多くとって、外で遊んでいろいろな菌に触れさせる。外でいろいろな菌に触れることは免疫力を高めるうえでも、感染症への抵抗力を養う意味でも必要だと思う。こんなふうに日ごろから「細菌たちと仲よく」共生していればなにも怖がることはない。

乳酸菌は腸の中を酸性に保つ

体によい働きをする善玉菌とよばれている乳酸菌群（ビフィズス菌、乳酸菌、腸球菌）と悪玉菌とよばれる大腸菌群が腸内細菌の代表選手であるということは前の項で述べた。善玉菌も悪玉菌も人の体になくてはならないものだ。だから善、悪と分けることに私は反対している。

ところでこの乳酸菌は腸の中でどんなことをしているのだろうか。

乳酸菌はまず、腸の中を酸性に保つ働きをする。酸性になると外からの有害な菌をシャットアウト。ずいぶん、頼もしい存在だ。

さらに腸管でビタミンをつくったり、免疫力を高めたりもしてくれる。

乳酸菌が発酵乳に含まれているのは、ヤクルトなどの乳酸菌飲料でご存じだろう。乳製品に限らず、みそ、しょうゆ、漬け物、ワインなどの発酵食品にも含まれ、日本人の健康維持に一役かっている。

また、ブルガリア地方に長寿者が多いのはヨーグルトに含まれている乳酸菌のおかげという研究結果もあったのは有名な話だ。

いずれにしても乳酸菌は腸を適度に刺激し、腸の動きを活発にすることが知られているから、乳酸菌飲料は発酵乳のもつ栄養価と同時に整腸効果も期待できるというわけである。

加えて、乳酸菌には抗ガン作用や免疫力を増強するなどの働きがあることも明らかになり、健康を守る菌として注目されている。乳酸菌群のひとつビフィズス菌は乳酸菌飲料を飲むほかに、でんぷん、食物繊維、オリゴ糖を食べると増えることがわかっている。

ヨーグルトや発酵乳を朝食に欠かさないだけで、ぐっとおなかの調子がよくなるというのはこの乳酸菌のおかげなのだ。

アトピーのないブル島の子どもたち

私は約四〇年間、インドネシア・ブル島の子どもたちの健康調査をしていた。ブル島の人々の生活は大部分を川に依存している。そこで体を洗い、汚物を捨て、口をすすぐ。もちろん、トイレも川の中である。彼らイスラム教徒にとって「流れるものはすべて清い」のである。彼らは、食料や衛生環境が必ずしもいいわけではないのに健康そのものだ。彼らの糞便を検査してみると、なんと全員が回虫や鞭虫などの寄生虫に感染しているのだ。しかし、そんなことは彼らにはなんでもないことらしい。

「ドクター、ドクター」と人なつっこくて、陽気で温かくおおらか。おまけにとても溌剌《はつらつ》としている。この明るさは一体、どこからきているのだろう。少なくとも、現在の日本の子どもの顔には見られない顔であった。

ブル島の住民は貧血が多少見られたものの、血圧や血糖値などが正常な人たちが多かった。そして、驚くことにアトピー性皮膚炎や気管支ぜんそくなどのアレルギーにかかっている人はまったくいなかった。もちろん、花粉でクシャン、クシャンとくしゃみをしている子どももいない。彼らは全員、二種、三種の寄生虫に感染していたが、肌もつやつや、笑顔もいい。

ブル島の子どもたちの健康診断をしているうちに、私はひょっとしたら、寄生虫がアトピーなどのアレルギー性疾患の発症を抑えているのではないか、という考えをもつようになった。彼らの血液を日本に持ち帰り、いろいろ分析した。

その結果、彼らの血液中のIgE（寄生虫の分泌液や排泄物の糖たんぱくが免疫系を刺激してIgE抗体を産出する）値が非常に高いことがわかった。寄生虫の分泌・排泄物が寄生虫とつきあうIgE抗体を多量に産出させる結果、スギ花粉やダニとまでつきあう余裕がなくなってしまうのだ。

それならアレルギー性疾患にかからないように、寄生虫に感染していいかというと、少なからず人に害を及ぼす寄生虫がいるので、治療目的で生きた寄生虫に感染するのは非現実的かもしれない。

しかしこのことは、私たちの生活環境が清潔になりすぎていることを改めて認識させるのである。

寄生虫が減って、アトピー増える

旧東ドイツの子どもに比べ、旧西ドイツの子どもたちが二倍から三倍もアトピー性皮膚炎にかかりやすいというデータがある。

ご存じのように、現在のドイツは旧東ドイツと旧西ドイツがいっしょになった国であるから、人種的には同一である。しかし、どういうわけか旧西ドイツ人にアレルギー性疾患にかかっている人が多いのである。

旧西ドイツと旧東ドイツで九歳から一一歳の子ども七八〇〇人を対象に花粉症になった割合を調べてみると、旧西ドイツに八・六%、旧東ドイツに二・六%の割合で子どもの花粉症が見つかり、旧西ドイツの子どものほうが三倍罹患率が高いことがわかった。

旧東ドイツのほうが大気汚染や水質汚染などの環境条件が悪いし、住環境も旧西ドイツより劣るのにどういうことか。

ハンブルク大学の研究者たちが、アレルギー症状を抑える血液中のIgE抗体の値が旧西ドイツより旧東ドイツの子どもたちのほうが高いことをつきとめた。

このIgE抗体の値は回虫などの寄生虫の感染で高くなるのだ。つまり、旧西ドイツの人々に花粉症などのアレルギー症状が多くみられるのは、生活水準向上により寄生虫が減っていることに関係していると、ハンブルク大学の研究者は結論づけたのだ。

それまで学会で相手にされなかった私の学説はドイツで認められたわけだ。

日本の花粉症患者の第1号は日光市に住む成人男子だった。しかし、全長三七km、一万三〇〇〇本のスギが日光に植えられたのは一七世紀前半。

第一号患者が出た一九六三年まではスギ花粉が飛んでも花粉症にならなかったようだ。この年はそれまで高かった寄生虫感染率が一〇%を切った年。寄生虫の影が薄くなると同時に花粉症が現れたのだ。

この因果関係、寄生虫なくして語れないといってもいいだろう。

10●大腸菌の逆襲

ヤワなO-157が生き延びた理由

「カイワレ大根だ」「牛肉だ」とかつて犯人探しで騒がせたO-157。これは大腸菌で一五七番目に発見されたのでこういう名前がついているが、日本やアメリカ、カナダ、イギリスといった先進国に多く発生し、東南アジアなどの発展途上国ではあまり出現していない。

もともと大腸菌は人の体の中にいる常在菌のひとつで、消化を助けたり、ビタミンをつくったりする、人の味方だ。人間と良好な共生の関係にある。

それが変異して凶悪な病原性大腸菌O-157になってしまったのは、大腸菌が生き延びるための手段。

大腸菌も生き物だから、その宿主による抗生物質や消毒剤の乱用にただ手をこまねいていたら滅亡してしまう。必死だ。

本来ならとてもヤワで、不潔なところではとても生き延びられない弱いO-157

なのに、この清潔志向の折、人間の体の中に敵となる菌がいなくて、ぬくぬくしてしまった。

だから、被害に遭ったのは免疫力の弱いお年寄りや子どもばかりということからもわかるように、普通の免疫力をもっているなら軽い下痢を起こす程度ですんでしまう。同じ食材を食べても、下痢をせず、ピンピンしている子どももいれば、下痢をする子もいるし、はたまた重症で入院してしまう子もいるのはそのせいだ。

人はあまり清潔にしすぎると、体内が無菌状態に近くなり、抵抗力が下がって、弱い菌でも感染してしまう。おかあさんが清潔にと神経質になるのは問題だ。

清潔だけに神経をとがらせていると、思わぬところからつけこまれる。腸内細菌を普通にもっていれば下痢も起こしにくい。

何事もほどほどくらいがいいような気がする。

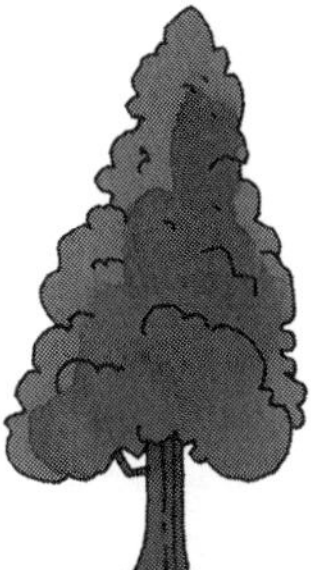

11●回虫や細菌を追い出した日本人

アレルギーに回虫は効果がある？

厚生労働省の二〇〇三年の調査報告によると、九歳以下の子どもの四三％がアトピー性皮膚炎に悩まされているという。国民の三〇％以上がかかるような病気は「第二の国民病」ともいわれている。

しかし、アレルギー性疾患が出現してきたのは、たかだか三〇年ほど前のことだ。ちょうど日本が高度成長期に突入した時期と一致する。私たちの生活習慣そのものが大きく変わったころだ。

モータリゼーションによる大気汚染、食品添加物、高たんぱく、高カロリー食摂取によるアレルゲン（アレルギーの原因となる物質）の増加、高温多湿の風土なのに住環境の密閉化とカーペットの導入でカビとダニが増えたことなどが原因と考えられるが、その後、これらの環境条件が改善されたにもかかわらず、患者が増えているのはどうしてだろう。

私たちはこれまでの長い歴史の間にいろいろな微生物と関わってきた。ところが清潔に走るあまりに体から回虫や結核菌などの病害微生物を追い出した結果、免疫細胞が職を失ってしまったのだ。その結果、今まで相手にもしなかった「ダニの死骸」や「花粉」などにお茶をだして、つきあってしまっているのだ。私はこれがアレルギー性疾患が増えている原因だと思う。

医学的にいえば、たとえば私が回虫に感染していたとする。回虫は私の小腸に毎日のように糞便や尿などの排泄液をまくが、その排泄液がつくりだす抗体は回虫だけを相手にするのに精いっぱいで、スギ花粉やダニの相手をしている余裕がないわけだ。つまり、アレルギーの原因となるものを取り込む余地がない結果、アレルギー性疾患にならないというわけである。

回虫や細菌を追い出した日本人の体は、スギ花粉やダニに対して敏感に反応する体質になってしまった。それに加えて、私たちを守ってくれている皮膚常在菌や腸内細菌などの「共生菌」までも、身のまわりから追い出してしまい、免疫力が低下してしまったこともアレルギー性疾患の増加に加担していることはあとで触れる。

化学肥料の普及はアメリカ軍の置き土産

私が回虫に感染していたころの日本には化学肥料などなかったので、もっぱら「人糞尿」が肥料として使われていた。このため、回虫、鉤《こう》虫、鞭《べん》虫などという土壌伝播寄生虫病（土が感染の場となるような寄生虫病）が日本中に蔓延していた。実に七〇％の日本人が寄生虫病にかかっていた。

私の幼少時代の食糧不足はいかんともしがたく、父親の勤務する三重県の明星村の国立病院の空き地できゅうりやキャベツ、さつまいも、かぼちゃなどを作っていた。畑に苗を植える仕事は父親、雑草を刈るのは母親、そしてなぜか便所から「下肥」を汲み出す仕事は私と弟の仕事とされていた。

便所がいっぱいになると、「コーちゃん、おいしいいもをふかしてあげるから、その前に肥桶かついでおいて」という母親の声が聞こえてくる。やりたくないから、聞こえないふりをしていると、しつこく「いも」を連発する。遊びにきている友達がおもしろがって、私に「明星のいも」という仇名をつけた。

渋々やっていたせいか、弟とふたりでかつぐ肥桶はバランスを崩してよく倒れた。本当に臭い思い出だ。こうして「人糞尿」を肥料にした野菜の栽培によって、寄生虫病は広く日本国民の間に流行したのだ。

その当時、日本に駐留していたアメリカ軍は、これらの寄生虫病にかかるのを恐れて「清浄野菜」なるものを考案した。「人糞尿」などの有機肥料を使わない化学肥料と農薬による、寄生虫の心配のない野菜を作りはじめたのである。自分たちがレタスやキャベツなどの生野菜を食べる習慣があるので、とくに寄生虫を警戒して、この清浄野菜の生産を推進したらしい。

その後、虫がつかない農薬と化学肥料による野菜は日本全国に普及し、寄生虫の心配のない野菜が供給されるようになった。それから六〇年、一転して自然回帰の現象が見られるようになり、無農薬野菜、有機野菜がもてはやされるようになった。

どちらの野菜を選ぶかは自由だが、化学肥料を用いた野菜はゆでて農薬を少しでも除くようにし、無農薬の野菜はよく洗うなど上手に処理して食べたいものだ。

無菌状態にはなれないのだから、ほどほどに

たとえば、カビも生えないような食べ物を気持ち悪いと思わないのだろうか。雑草も生えないような庭、蝿や蚊も飛ばないような環境に、なんの疑問ももたないのだろうか。

こういう環境が人間にとって、衛生的な環境と思っていたら大間違いだ。戦後のわが国の衛生概念の普及は確かにさまざまな感染症から日本人の身を守ってくれた。ところが潔癖で真面目な国民性ゆえか、過度に励行し、「清潔志向」の置き土産ともいえるようなO－157を出現させたり、クリプトスポリジウムのような、なんでもない菌に負けるような体質になってしまった。

子育て真っ最中のおかあさんが孤立しているという。周囲にアドバイスしてくれる人がいないから、育児書を頼りに一生懸命だ。

あせもをつくらないように日に何度もシャワーを浴びさせて石けんでゴシゴシやっ

たり、ウンチを処理した手を消毒したりする。そして書かれていることと実際が違ったりすると、パニックになったりするそうだ。

育児経験者がそばにいれば「そこまでしなくても大丈夫」「それじゃあ、子どもがかわいそう」と歯止めをかけてくれるが、そんな人はいない。気がすむまでやるしかないのだ。これも「行き過ぎた清潔志向」に拍車をかけたと思う。自分の子ども時代の当たり前の感覚を思い出してほしい。

カビが生えないようにと料理に火を通したり、庭の雑草は大きくならないうちに刈ったり、蝿や蚊が室内に入ってこないように蚊取り線香をたいたり、かやをつったりしたものだ。いまの世の中ほど、衛生的ではなかったが、不潔ではなかった。人がほかの生き物と共生するためにほどよい距離を保っていた。逆にいえば、共生するしか手段がなかったわけだ。

昔がよかったというつもりはないが、知恵を働かせて暮らした生活で、子どもたちは多くのことを学んだはずだ。

今の子どもたちに、こうした生きた教育の場がないことを気の毒に思う。

子どものうちにかかっておいたほうがいい病気

たとえば「おたふくかぜ」(流行性耳下腺炎)は子どもだと耳下腺が腫れるが、熱は数日で下がり、腫れも一週間ほどでなくなる。子どもにとってはたいした病気ではないし、一度かかると一生免疫ができる。

しかし、これが大人になってかかると相当ひどく、睾丸炎や卵巣炎といっていいような症状が出て、子どもをつくる機能を失うことになることさえある。

ほかに「はしか」(麻疹)や「みずぼうそう」も大人になって感染すると、髄膜脳炎というひどい症状が出ることがある。

「風疹」は大人の場合、特に妊婦がかかると胎児にも影響し、異常児を出産することもあるというのはご存じだろう。

昔は「あの子がはしかにかかったから、いっしょに遊んでもらっておいで」と早く免疫をつけてしまおうとしたものだが、今は逆。「あの子は、はしかにかかった子と、一週間前に遊んでいたからいま潜伏期間に違いない。しばらく遊んではだめよ」と子どもに言い聞かせるそうだ。今の子どもたちはピアノの発表会だ、お受験だとスケジュールが目白押しで病気になる暇がない。

かつて日本人の成人は、EBウイルス（エプスタイン・バー・ウイルス）に、ほぼ一〇〇％感染していた。これは子どものころにかかると無症状だが、思春期を過ぎてかかると重症になり、年配になってかかると「慢性疲労症候群」という「やる気がない病」に似た症状が出る。

もともとだ液で感染するもので、昔は子ども同士が食べかけの食べ物を奪い合ったりしたし、唾をかけて意地悪したり、かみついたりしたものだが、最近はそんなことも減って、感染するチャンス（？）もなくなってきた。

これはほんのひとつの例だが、小さいときにかかってしまったほうがいい病気は、潔くかかってしまいたい。病気を遠ざけて逃げてばかりではあとでひどいことになる。ならないにこしたことはないが、大人になって感染したら怖い病気は予防接種することも考えたい。

15●人間の細胞にも障害を与える抗生物質

抗生物質を拒否する勇気が必要

抗生物質とは微生物が産出する化学物質で、細菌などの微生物を殺したり、その活動を抑える作用をもっていたりする物質のことをいう。

どのようにして細菌を殺したりするかというと、細菌の細胞壁の合成を阻害したり、たんぱく質をつくらせないようにしたり、細胞の核の働きを止めたりして行う。だから、抗生物質は人間の細胞にも当然、障害を与えることになる。抗生物質は使いすぎると副作用が多くなるのは、これが原因だ。

もうひとつ大切なことは抗生物質は「細菌にしか効果がない」ということだ。子どもが風邪にかかると、親は必ずお医者さんに抗生物質を要求する。しかし、大部分の風邪はウイルスによるものだから抗生物質は効かないのだ。日本では医者もそうだが、子どもが風邪をひくと親のほうが抗生物質を要求するのが「常識」になっている。

それからもうひとつ。カビなどが原因の病気は抗生物質を使うと余計に悪くなることも意外に知られていない。私の友人のある有名なタレントさんは陰部に「タムシ」ができ、それを治すために多量の抗生物質を飲んだ。その結果、陰部の「タムシ」が全身に広がったのだ。「タムシ」は白癬菌というカビが原因でなる皮膚病である。普通、皮膚に表皮ブドウ球菌などの皮膚常在菌という皮膚を守ってくれる菌がいれば、このカビの増殖が抑えられる。しかし、抗生物質でこの菌を殺してしまうとカビがどんどん増殖するというわけである。

このように、抗生物質の使い方はなかなかむずかしい。やたらに抗生物質を使っていると、皮膚常在菌や腸内細菌がその抗生物質に負けない態勢をつくる。メチシリン耐性黄色ブドウ球菌（ＭＲＳＡ）や薬の効かない腸球菌はこのようにして出現してきたのだ。

今、薬がまったく効かない結核菌が日本をはじめ、世界の先進国で出はじめ、大きな問題となっている。抗生物質の乱用は世界の先進国共通の問題になっているようだ。抗生物質を服用すべき病気なのか、今度病院に行ったら思い切って、医者に聞いてみるといい。

16●エナジードリンク

こんなものを子どもに飲ませてはいけない

最近「エナジードリンク」といった清涼飲料が増えている。

私は困ったことだと思っている。ドリンク剤には各種ビタミン剤のほか滋養強精剤などが入っている。

そして、糖分や様々な合成添加物なども多量に含まれている。

こんなものを子どもに飲ませると、子どもはやたらに興奮しやすくなる。また、ビタミン類を食べ物から積極的にとろうとする力が消失する。

大人も子どもも、エナジードリンクで活力を得ることはできないと考えた方がいいだろう。

二章

子どもの生活を見直す

17●海水浴は

海水の中にいる大腸菌は安全？

体の中にいる大腸菌は健康な人には必要なもので、普通の状態では人にはなんの害も与えない菌であることは前の項で述べた。

では、海の中にいる大腸菌はどんなものか。夏になると、海水浴に適する海とか汚染されている海という発表があるが、その判断は検出される大腸菌の量によって判断されている。

大腸菌は糞便に混じって外界に出てくるものなので、海水の中に大腸菌がいるということは糞便の一部が混入されているということなのだ。糞便には病原菌が含まれていることもあるから、場合によってはサルモネラ菌やチフス菌などの病原菌も含まれていることもあり、場所によってはコレラ菌や赤痢菌が含まれていることもありえる。

ただ、大腸菌を恐れていては海水浴などたのしめない。少しくらい飲んでも大丈夫だというくらいの気持ちでよいと思う。

18 ● 手の洗い方

水で洗い流すだけでほとんどの汚れは落ちる

排便のあとや食事の前の手洗い。子どもの場合は遊んだあとも必要だ。手洗いは、普通の生活をしている限り、一〇秒間、流水の中で両手をすみずみまでしっかりこすりあわせれば、それで十分だ。ほとんどの細菌が洗い流されていく。

O‐157以来、消毒薬を使っている人もいるようだが、水すすぎが不十分で消毒薬がいつまでも皮膚面に残っていれば、そのほうが心配になってしまう。石けんも同じ。十分に洗い流さなければ、かえって汚くなってしまうことがある。

子どもと一度、いっしょに手を洗ってみるといい。しっかりもむように細かいひだやしわにこびりついた汚れを落とすように。石けんがなくても汚れが落ちることを示そう。そして乾かす。単純なことだが、なかなか教える機会がないものだ。

そして、ポケットにはいつもハンカチを入れておくようにしよう。手を拭くものがなければ、手洗いも億劫になってしまうのは大人も同じだ。

19●皮膚の健康

洗いすぎが肌をカサカサにする

朝シャンをし、抗菌グッズを使い、「におい消し」を振りかける日本人。そんな出勤前の若い人たちを見ていると悲しくなってくる。自分のにおいがそんなにいやなのか、そんなに自分は人に不快感を与えると思っているのか。

確かに日本人は清潔好きだ。しかし、きれい好きも行き過ぎるととんでもないことになってしまう。

ある調査によると、日本人はお風呂のときに何種類もの石けんを使い分け、回数も一日一回以上という人が一割近くいるそうだ。こんなに体を洗っていいものか。

私の教室にバングラディッシュから来ていたモハメッド・ホセイン先生は言う。

「私たちの国でも水浴びはよくします。でも、こんなに石けんは使いません。だから、皮膚は日本人に比べて数段強いですよ」。

東京医科歯科大学病院の西岡清教授によると、皮膚は真皮と表皮の二層でできていて、この二層が体内の水分を一定に保ち、毛穴から分泌される皮脂が外敵の侵入を防ぐバリアとなっているそうだ。これを石けんでゴシゴシこすったらカサカサになってしまう。

また、人間の皮膚には皮膚常在菌という病原菌を寄せつけない細菌のバリアがある。これも体を洗ったあと、しばらくの間、ほとんどなくなってしまう。つまり人間の体は洗いすぎると水分と皮脂、皮膚常在菌を失い、カサカサなドライスキンになってしまうわけである。デリケートな子どもの皮膚はもっとたやすく荒れてしまう。ドライスキンになると、皮膚が過敏になり、ほこりや紫外線、汗などの弱い刺激でも湿疹や炎症の引き金となってしまうから気をつけたい。

暑くなると子どもの汗を流してあげたくなるが、むやみに石けんは使わず、さっとシャワーで汗を流すだけで十分だ。

同時に「無菌・無臭」でなければ気がすまなくなっている世の中の風潮に「そこまでやる必要はない」と、大人が普通の清潔観を子どもに伝えるべきだ。

あなたは〝清潔強迫神経症〟になっていないかどうか、この本を読み終わったらわかるはずだ。

20●ニキビ

皮膚常在菌と顔ダニ

「先生、今どき、若い女の子の顔にダニが棲んでるって本当ですか」と私は雑誌の記者に質問を受けた。私は「本当ですよ、あかちゃんを除いて、日本人の顔には一〇〇%ダニがいます」と答えた。

このダニは「ニキビダニ」とか「毛包虫」とかよばれるダニで、人の顔を中心とした皮膚の毛嚢の中で生活している。このダニをもっていない人は、この世にいない。つまり、常在菌と同じように、常に人に存在しているのだ。このダニは毛嚢の中に、普通二匹とか三匹棲んでいる。顔全体の毛嚢は一〇〇万個ぐらいあるから、一人当たり二〇〇万匹から三〇〇万匹のダニがいるという計算になる。

このダニとは別に、「皮膚常在菌」という細菌が顔の皮膚上にたくさんいる。この細菌も皮膚の脂肪を分解して、脂肪酸に変えている。

ところが、顔を何日も洗わないという「不潔な人」では、脂肪が多すぎて、この皮膚常在菌だけでは、顔の脂肪を処理しきれなくなる。そんなとき、このダニは顔の皮膚表面に現れてくるのだ。

このような場合に、このダニはニキビをつくることがある。だから「ニキビダニ」という和名を私たちはつけたのだが、これは誤解されやすいので、私は「顔ダニ」という名前にしたのだ。

顔ダニは私たちの顔の脂肪を処理してくれる。人間に必要な生き物であることを忘れないでほしい。

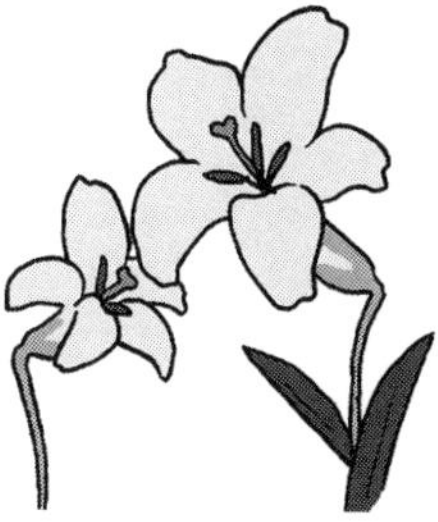

21●イヌ・ネコ回虫症

砂場遊びはこわくない

「砂場が犬や猫のトイレ代わりになっている」ということで、東京都をはじめ全国自治体では公費で砂場の衛生確保にあたる動きが広がっている。

ところで「イヌ・ネコ回虫症」という病気をご存じですか。お医者さんにもなじみの薄い病気だが、砂場がこの病気の感染の場として問題になっている。

砂場で犬や猫がしたウンチの中にいる回虫の卵を、砂遊びをしていた子どもが飲んでしまうことがあるのだ。そうすると回虫の卵は腸で孵化し、幼虫となって大部分が肝臓へ移動する。すると子どもの肝臓が腫れて大きくなり、咳やぜん鳴《めい》などの症状を引き起こす。

熱をだしたり、肺炎になったりするが、病因がはっきりしないうちに、いつの間にか治っている、というのが現状ではないだろうか。

だからといってイヌ・ネコ回虫症に子どもがかかっても心配ないということにはな

らない。回虫の幼虫が目に入り、網膜を変性させ、失明を起こすことがある。でも、その感染の確率はとても低いので心配には及ばない。確かに日本全国どの公園にも犬や猫の回虫の卵はあったが、それが子どもの口に入って失明する確率はほとんどゼロにも等しいことがわかった。

この病気の特徴は「異味症」(炭、白墨、土、生米、ゴム、線香、紙など異常なものに食欲を感じる症状)を発症することが多いので、子どもが土やチョークなどふだん、口にしないようなものを食べたがるようになったときには、この病気にかかったんじゃないか、と一応疑ってみてほしい。

いずれにしても私は「子どもを砂場で遊ばせない」ことのマイナスと、イヌ・ネコ回虫の感染の可能性をてんびんにかけると、子どもには砂場でどんどん細菌に触れながら遊んでほしいと願う。そうしていれば抵抗力がついて、多少の病原菌などには負けないようになるから大丈夫。

そして、犬や猫の糞に触れたくらいでは、決して、失明することもない。

ただし砂場で遊んだら「手洗いをきちんとする」「うがいをする」などの注意は守ってほしい。

きちんとつきあうといいことがいっぱい

室内でペットを飼っている家庭が増えている。清潔好きなのにペットは別とばかり、キスしたり、食べ物を口移ししたりする人がいる。

私も昔、犬や猫をいっしょに寝るくらいかわいがっていたから、人のことは言えないが、ペットとはしていいことと悪いことがあるということを子どもにしっかり教えておきたい。

犬の場合はイヌ回虫に気をつけたい。これは文字どおり犬がもっている回虫で、子犬が母親の体内にいるときに感染し、生後二〜三週間すると回虫が卵をポロポロ産みだす。子犬を室内で飼っていると糞に混ざって卵が散る。これを間違って人間が口の中に入れると失明するおそれがあることは前に説明した。

ただ、このイヌ回虫は犬が一歳をすぎるとほとんどいなくなってしまう。免疫ができて体内で寄生虫が育たなくなってしまうからだ。でも、幼犬のほとんどが感染していると思っていたほうがいい。

子どもが小さいうちはじゅうたんをなめたり、犬に触った手をなめたりしてしまうので、本当は飼わないほうがいいが、すこし大きくなった子どもには遊んだあとは手をよく洗うことを習慣づけさせれば大丈夫。

また、ペットの口の中にはパスツレラ菌などの病原菌がいるし、いっしょに寝るとペットの毛が原因でアレルギーを起こすおそれがある。

ただ、むやみに恐れずに、定期的に検便し、虫がいたら虫下しを飲ませればいい。

ペットブームで猿やヘビ、アライグマなどの動物をペットにする人が増えているが、これらの動物はほぼ例外なく寄生虫に感染している。

アニマルセラピーといわれるくらい、ペットと「共生」することには計り知れない意味がある。無防備は困るが、きちんとつきあえばこんなにいいものはいないのである。

「ネコひっかき病」に気をつけよう

ネコノミが媒介する「ネコひっかき病」は、猫だけでなく、犬からもかかることがある感染症で、人だけがかかる病気ではないかとされている。

患者は小児、とくに男の子に多い。猫との接触後、三〜一四日の潜伏期間を経て、ひっかかれたところに皮膚の紅斑や硬結が起きる。リンパ節が腫れて発熱するが二〜三カ月もすると、跡形もなく完治する。でも、調子の悪いときにかかると熱が半年ぐらい続き、肝臓が大きく腫れたりするので注意が必要だ。

ある調査によると、この場合の猫は生後一二カ月未満の子猫が圧倒的に多く、ネコひっかき病にはネコノミが関係のあることがわかっている。この病気のピークが秋から初冬にみられるのはノミの繁殖期が晩夏だからだ。

子どもが風邪をひいて免疫の機能が低下しているときに猫にひっかかれるとやっかいだし、長引くこともあるので気をつけたい。

24 小鳥から感染するオウム病

口移しで餌を与えると危ない

カナリヤ、インコなどの小鳥から感染するオウム病。病原菌はクラミジアだ。

口移しで餌を与えるなどの接触は避けること。

小鳥が風邪で死んだ場合はオウム病に感染していることがあるので、死骸には触れずに、かごなどは熱湯で消毒すること。道ばたで死んでいる鳥などにも気をつけたい。

猫から感染するというトキソプラズマ、未感染の女性が妊娠した場合は猫の糞を素手で触らないこと。

また豚肉や羊の肉を扱ったあとはよく手を洗う、豚肉は中までよく火を通すことなどの注意が必要であろう。

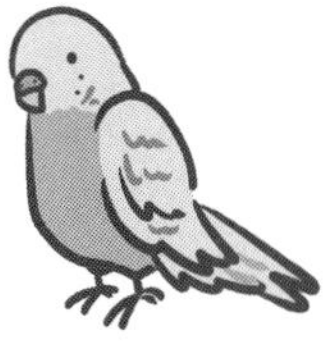

子どもが飼いたがったら

子どもがペットを飼いたいと言ったら、次のことをチェックしてから。

一　家族にアレルギー体質の人はいないか。いるなら病院でパッチテストを受けてみると、その動物がダメかどうかわかる。

二　ペットの予防注射や不妊手術のめんどうができるか。費用や、通院の時間がとれるか。

三　ウンチやオシッコのしつけや始末、小屋の掃除ができるか。不潔にしているとペット自身の健康にもよくないし、人にも病気を運んでくる。

四　接したあとは手を洗う、いっしょに寝ない、餌を口移しししないなどのルールがきちんと守れるか。

26●ペットからうつる主な病気

感染方法と人での症状

<table>
<tr><th>病名</th><th>動物</th><th>感染方法</th><th>人での症状</th></tr>
<tr><td>ネコひっかき病</td><td>ネコ</td><td>ひっかき傷、
咬傷、
ノミによる刺傷</td><td>発熱、
リンパ節の腫れ
髄膜炎、脳症</td></tr>
<tr><td>パスツレラ症</td><td>ネコ・イヌ</td><td>ひっかき傷、
咬傷、
空気感染、
えさの口移し</td><td>傷口、
リンパ節の腫れ、
骨髄炎、
髄膜炎、敗血症</td></tr>
<tr><td>トキソプラズマ症</td><td>ネコ</td><td rowspan="2">糞で汚れた砂などから虫卵を経口で
体毛に付着した虫卵をゴミとともに経口で</td><td>流産、死産、
リンパ腺炎、
網脈絡膜炎</td></tr>
<tr><td>イヌ・ネコ回虫症</td><td>イヌ・ネコ</td><td>肝腫脹、発熱、
視力低下、
飛蚊症、
網膜芽細胞腫</td></tr>
<tr><td>イヌ糸状虫症</td><td>イヌ</td><td>蚊の刺傷</td><td>肺に銭型陰影</td></tr>
<tr><td>皮膚糸状菌症</td><td>イヌ・ネコ</td><td>直接の接触</td><td>発疹、皮膚炎</td></tr>
</table>

病名	動物	感染方法	人での症状
レプトスピラ症	イヌ・ネズミ	尿で汚染された下水や泥、四肢の傷口から経皮感染	発熱、全身倦怠感、筋肉痛、黄疸、出血、腎障害
エルシニア症	イヌ・ネコ、ネズミ	排泄物や汚染物から経口感染	食中毒、胃腸炎
カンピロパクター症	イヌ・ネコ、小鳥		
オウム病	インコ・文鳥などの小鳥	乾燥した糞の吸入、えさの口移し	発熱、せき、急性肺炎
クリプトコッカス症	ハト・小鳥	乾燥した糞の吸入	髄膜脳炎、肺炎
サルモネラ症	爬虫類・イヌ・ネコ	汚染した排泄物から経口感染	下痢、食中毒
アメーバ症	爬虫類・サル		血便、肝膿瘍

27●虫よけスプレーの成分

薄められているが、

虫よけスプレーの成分がどんなものか、考えたことはありますか。

虫がよりつかないようにしてあるのだから、そう、農薬だ。市販されている虫よけスプレーの成分は「ディート」という野菜や果物の防虫剤として使われている農薬の一種である。

もちろん、薄められているが、濃いものを飲むと血行障害が起きたり、中枢神経がやられてしまうほどの劇薬だ。

子どもの肌には多量につけないほうがいいし、シュッとしたときに吸い込んでのどを痛めないように気をつけたい。

殺虫剤もシュッと吹きかけたあと、床近くへ成分がたまる。子どもは低い位置で動いているので、大人より吸い込む量が多くなってしまう。虫が心配なら、家のまわりや地域の側溝などの水まわりをこまめに掃除しておくべきだ。

28●汗腺の働きが低下

いい汗かいて、体の調子を整えよう

額に汗して物事にとり組んだり、運動をしてひと汗かいたり、汗をかいたあとの快感はすばらしいことだ。健康の証だと思う。

でも、この汗のにおいをいやがる人が多い。

汗が体臭のもとだからだろう。汗をかく汗腺の数は人によって個人差が著しい。汗腺はエクリン腺とアポクリン腺の二種類があり、エクリン腺は体全体に分布している。この汗の成分は九九％が水分のさらっとした汗だ。

暑くなると汗が噴き出るが、汗が蒸発するときに体から熱を奪い、体温が高くならないように体温調節している。もうひとつのアポクリン腺は人では退化し、わきの下、乳首、陰部、下腹部など〝毛〟とともに局在する。

この腺は小さいときは働かず、思春期になると分泌が始まる。これは体温調節よりも性的興奮や精神的な緊張により分泌が増えるのが特徴だ。

体臭の原因はこのアポクリン腺だが、出たばかりの汗はにおいはなく、汗の成分を体の表面にいる雑菌が分解して、においをつくりだしている。もっとも野菜や魚など淡白な食事が多い日本人には体臭の強い人は少ない。それなのに気にする人が多いのは、やはり「行き過ぎた清潔志向」からだ。

子どもたちに汗腺の働きが低下しているといわれているが、暑い夏にクーラーの効いた部屋でばかり過ごし、汗もかかない状態でいると汗をかきにくくなる。汗腺はその働きが活発になる季節にたっぷり使わないと、自律神経を狂わせてしまうのだ。

昔の子どもはのどがカラカラになるまで走り回って、汗びっしょりになるまでたっぷり遊んだし、風呂あがりも噴き出る汗をうちわでおさえるのに大変だった。しょっちゅう汗をかいていたものだ。

子どもたちを自然の中に放して、汗をかかせよう。いい汗かいて、体の調子を整えることはなによりも健康的だ。

私のように手に汗にぎることばかりでは、ちょっと健康とは言いがたいが、汗もかかないような生活が本当に快適かよく考えてみたい。

人間は自然にさからって生きてはいけないのだ。

三歳までに身につけたい正しい生活リズム

「両親ともに子育てを」と厚生労働省が呼びかけているせいか、遅くに帰宅したのに、寝ている子どもを起こしてお風呂に入ったり、家族そろって食事をしようと空腹を訴える子どもを待たせて九時すぎに夕食を食べたりする。

親の役割を果たそうとするあまり、こんな無謀なことをする家庭が少なくないらしい。

肉体的成長が止まっている大人なら多少、サーカディアンリズム（日内リズム）が狂っても平気でいられるが、それが一生のうちで最も成長が著しい乳幼児となれば、心身に及ぼす影響は相当に大きい。

二〇年ほど前から〝時間医学〟という体内時計に関する研究が進み、成長ホルモンの分泌、脳波、脈拍、呼吸、体温など体内の四〇〇にものぼるサーカディアンリズムが解明されてきた。

その結果、早寝早起きを基本とした正しい生活リズムを守ることが、健康と密接な関係をもつことがわかってきた。

生活時間がズレるとどうなるか。本来は昼間優位にある交感神経と夜間優位にある副交感神経が逆転し、自律神経のバランスがくずれてしまう。

小さいころは目立った症状は出なくても、小学生になってから不登校になったり、言動が異常になったりのサインをだす。

八時間寝ているから大丈夫、というわけではない。乳幼児にとっての正しい睡眠時間帯は午後八時から翌朝の六時までの一〇時間。

子どもにとって最も大切な成長ホルモンは入眠後一時間目ごろに大部分が分泌され、体の働きに重要な副腎皮質ホルモンは起きがけに大量に分泌される。

睡眠を基本とする生活リズムを整えるには、昼間の運動量を増やし、早寝早起きの習慣をつけさせることが大事。こんなことは昔の子どもには当たり前のことだったのだから、今の子どもは大変だ。

子どもの脳に与えるダメージ

コンビニの終夜営業、ラッシュの終電、と人はどんどん夜更かしになっている。大人だけではない。暗い道を帰る塾通いの小学生の姿や、夜のテレビドラマを親のそばで幼児が見ていたりということも珍しくない。子どもは宵っぱりになっているのだろうか。子どもにとって睡眠とはなにか。

東京医科歯科大学の井上昌次郎教授は「睡眠はスイッチが切れた状態でなく、別のスイッチが入っている状態です。まず、寝入りばなの眠りが非常に深くなるころには成長ホルモンが出てきます。これは体の修復や子どもの成長に大事なホルモンです。寝入りばなにたくさん出しておいて、それ以降の眠りの間にその作用を十分引き出せるようにする。そうすると細胞がどんどん分裂するわけですから、骨が伸び、皮膚細胞が入れ替わる、ということをやるんです。免疫機能の回復も眠っている時間に行われます。風邪をひいたら寝たほうがいいというのはそういうことです」と言われる。

人間はいやなことや悩みを忘れたり、ストレスを解消したりするのは睡眠中だといわれている。それに加えて子どもの場合は脳が発達して大脳がどんどん大きくなっていくのにも睡眠は欠かせない。

逆に眠りを絶ってしまうと、どうなるのだろう。井上教授は続ける。

「子どもの眠りでいちばん、気をつけなければいけないことは、まだできあがっていない脳を完成させるために、睡眠が非常に大事な役割を果たしているときに、その睡眠を妨げるようなことをすると、脳自体が非常に発育が悪くなるんです。

また、生活のリズムがちゃんとできていないと脳はうまく働かないのに、そのリズムをじゃまし、壊すような生活パターンが持ち込まれているのも問題です。じゃあ、なにをしたらいいかというと別になにもしなくていいんです。じゃまをしなければいいんです」。

リズムを壊し、睡眠量を減らすことが子どもの脳にとって、どんなにダメージが大きいか。そのあたりをよく理解し、家族の生活パターンを改めていく必要がありそうだ。

31●子どもの運動能力

たくましい子にするためには、もっと遊ばせたい

「あそこの角を曲がると、なにがあるんだろう」とか「あの林の奥に入ったら、どうなるんだろう」と、田舎で育った私の生活は毎日が冒険のようだった。おかげでいろいろな危険にも遭ったが、旺盛な好奇心で乗り越えて、一歩ずつ成長していたような気がする。それに年齢の違う子どもが交わって遊んでいたので、小さい子を守ったり、大きい子にいじめられて悔しい思いをしたり、同級生と必死に争ったり、いろいろな思いもしたものだ。

昔は親も生活していくのに必死で、子どもは放ったらかしにせざるをえなかったが、これがよかったのだと思う。子どもは思う存分、野外で遊ぶことができたのだから。

今の子どもにはこんなふうにワクワク、ドキドキすることがあるのだろうか。「危ないからダメ！」「汚れるからダメ！」と親から頭ごなしに言われ、大事な時代を無

経験、無感動で送らざるをえなくなっているのではないか。

もっとも、この「転ばぬ先の杖」的になにもさせないのは家庭だけでなく、学校もそうだ。教師の危険回避が横行し、運動会では騎馬戦も棒倒しもなくなってしまったというから味気ない。

親はもっと意識的に子どもを遊ばせるべきだ。鬼ごっこ、ドッジボール、サッカー等々。友達と遊ぶことを通して連帯感が育つし、たのしく遊ぶために人と折り合うことの必要性を学ぶ。また、遊びを通して集中力、創造力、想像力、そして身体的な発達、さらに人間性の基本的な部分が育つのだ。

近藤充夫・日本女子大学教授も幼児の運動能力調査で体力が低下したことに触れ、「運動能力はからだの能力のことと思われがちだが、競争心、耐える力、積極性、自主性などメンタルな要素が強く影響する。特に幼児は心身の相関が強い。だから、調査が物語るのは、心とからだの力を合わせた子どもの『生きる』力が、昔より弱くなっている、育っていないことだ」（朝日新聞一九九八年一二月九日）という。

いろいろな経験をしている子のほうが、世に出てから大成すると私は考えている。子どもにたくましく育ってほしいと願っているのなら、もっと外遊びをさせよう。

32●悪い姿勢

いい姿勢、無駄のない動きは体を活性化させる

パソコンゲームやスマホに夢中になっている子どもの姿勢、とくと眺めたことがあるだろうか。きっと猫背のまま、ずっと同じ格好をしているのではないだろうか。

朝礼に並ぶ子どもたちも背中がぐにゃりとして、いまにも倒れそう。

いい姿勢は美しい。無理がなく、合理的で疲れも少ないのである。

中京女子大学の元教授、丹羽昇氏（運動生理学）はこう話される。

「脊柱には脳からの指令や脳への情報を伝達する神経が走っていて、人間が生きていく上のさまざまな動きをコントロールしています。したがって、脊柱が湾曲や屈曲していると、神経を異常に刺激してさまざまな障害、たとえば呼吸効率や血流量の低下、腰痛や頭痛、肩こり、肌荒れなどのほか、積極性や意欲、集中力などという精神面にも影響することがわかってきました」。

悪い姿勢は体調にも影響するのだ。

いい姿勢は「左右対称でねじれがなく、肩や骨盤が水平」だそうだが、「特に大学の運動部の人間は同じ運動を長い間繰り返すので、姿勢の悪い人が多い。トラックをいつも同じ方向に回らないとか、野球なら右打ちを左打ちにするなど、運動量や年齢にかかわらず、すべての運動において左右同じように練習したり、複数の種目をするといいでしょう。特に子どもの場合は、鬼ごっこをしたり、登ったり、下りたり、くぐったり、自由に遊ぶのが最もよいのです」と話される。

いつも同じ手に持つ荷物をもう一方の手に替える、組みにくい側にも足を組んだりすることも体のねじれの矯正になるそうだ。

あごを引き、首すじをしゃんと伸ばす。これは大人が口うるさく、そのつど言うのが効果的でしょう。

私もよく母親に言われたものだ。

「人間、姿勢が大事。もっと背を伸ばして胸を張って」と。

33●手は第二の脳

手を使うと脳全体が活性化する

スマホでゲームのコントローラーを操る指先はすさまじく速いけれど、鉛筆が削れない、りんごの皮がむけない、卵が割れない、自分の顔が洗えない、ぞうきんがうまく絞れない、箸がうまく使えないという子がたくさんいる。

確かに現代は手を使わなくても平気な生活になっている。ナイフなど使わなくても便利な道具はあるし、りんごの皮をむく時間があるんだったら勉強しなさいと言う親がいる。

「手は第二の脳」であると言ったのは哲学者カントだ。人が動物と違うのは道具を作ったり、使ったりすることがあげられるが、霊長類の手を支配している神経細胞の領域は非常に広く、手を動かすことは脳神経の興奮性を高めることに通じる。

右の手指の動きは左の脳が指令することだし、左の手指は右の脳の興奮による。つまり、手指をよく使うことは脳全体の活性化にもつながるということだ。

自分の手でなにかを作りだすことができたときの自信。この体験を重ねることによって、子どもはゆるぎない自分をつくっていく。

子どもにはもっと家の手伝いをさせるべきだと思う。勉強や習いごとが忙しくて、とてもそんなことはできないという親も多いだろうが、勉強では得られないことを学ぶことができるとしたら、どうだろう。

ものをふろしきで包む、お盆にお茶をのせて運ぶ、いんげんの筋を取る…。手を使ってしなければならないことはたくさんある。これがすべて脳の発育になるのだから「家庭塾」とでも名付けて、週に一時間ぐらいやらせては…、と書いてきて、情けない時代になったものだと嘆かずにはいられない。

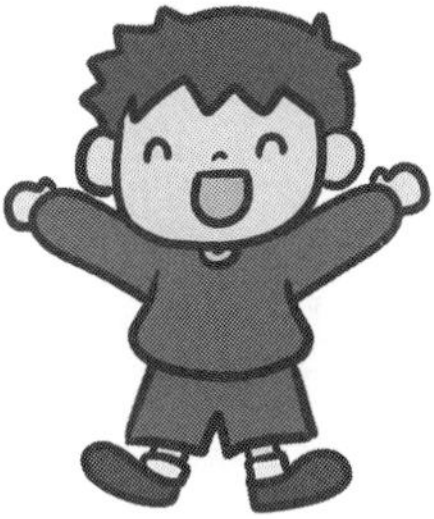

ウンチに嫌悪感を抱かせないようにすべき親の役割

小学校では子どもたちがトイレに行くのをいやがり、行きたがらないそうだ。「ウンチ」＝「汚い」というイメージが子どもたちの中にあり、学校で排便しなくてすむように、朝ごはんを食べずに我慢している子さえいるそうだから驚いてしまう。排泄をこんなに恥ずかしがるのは、世界的に見ても日本人だけではないだろうか。

旭川市で肛門科を開業している国本政雄先生が「トイレと便通」についてのおもしろい意識調査をしている。市内の小学生三四〇人を対象に調査した結果、四分の三の子どもが便意を我慢し、六割以上が学校のトイレを使わないというのである。

「臭くて汚いし、恥ずかしいから学校のトイレでウンチをしない」ということらしい。小学生が日常の中で便意を我慢することを強いられているとは嘆かわしい。なぜ、もっとおおらかになれないのだろう。

こうなると大切なのは子ども時代の家庭の教育だ。子どもは排泄物に対して、本能的に興味をもつもの。それを大人が嫌悪感を与えて遠ざけてしまっては拒絶するのも無理はない。「ウンチ」や「おしっこ」は汚いものではないし、言葉にだすのを恥じらうものでもない。自分の体から出たものなのに、なぜ汚いかを考え直す必要がある。

排便は快感であり、人間の生理現象として生活のリズムの確立のために大事なものである。しかし、日本人の清潔志向は、寄生虫を体内から追い出し、身のまわりの細菌を追い出し、ついには自分の体から出ているにおいや汗、排泄物を排除するところまで行き着いてしまった。

当たり前のことだが、朝食をきちんととって便意を感じたら排便というリズムをつけてあげる。「いいウンチ、出た?」という会話がおおらかに交わせるようになりたいものだ。ウンチは健康状態を教えてくれる大切なバロメーターだ。ちなみにいいウンチとは、ほどよい硬さでバナナ大。

便秘の子どもも少なくないようだが、便秘傾向の子どもほど「疲れやすい」「集中力がない」という体調不良を訴えている。

三食きちんと食べてウンチをする習慣

私はウンチ自慢をもっとしたほうがよいと思う。

自分のウンチを見たことがない子どもが多いと思う。しかし、一度じっくりながめてみたらどうだろうか。

いろんな色、いろんな形、いろんなにおいのウンチがある。いろんなウンチがあるのは、食べ物や体の調子によって違ったウンチができるからだ。

冷たいものばかり食べていると、下痢をし、お菓子ばかり食べていると硬いウンチで便秘になる。元気なウンチは野菜たっぷりの食事をしていると出てくる。

しかし、元気なウンチは食べ物だけ気をつけても得られるものではない。三食きちんと食べて、ウンチする習慣が大切だ。そうすれば、元気なウンチが出る。そのときは、みんなを集めて自慢しようではないか。

そして、動物たちのウンチをいろいろさがして見ることもおもしろいと思う。

肉食動物、草食動物、雑食動物と動物によって腸の長さが違い、それによってウンチの大きさや形が違う。

最後に、これらのウンチが地球にとって重要な働きをしていることを知ってほしい。ウンチにカビやバイキンがついて、分解されて、土の中に入り、そこから新しい命が生まれる。つまり、ウンチは命をつなぐ、新しい生命のためになくてはならないものなのだ。

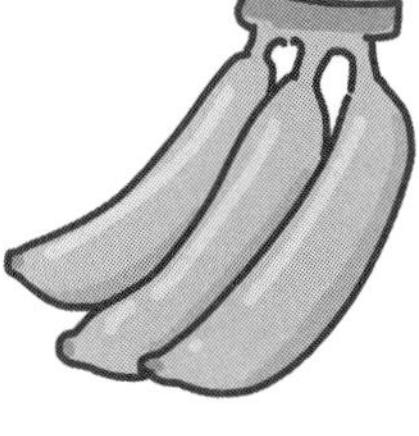

36●おしっこは汚くない

おしっこにもっと関心をもたせて健康管理

おしっこに触れようものなら、「バッチイからおててをよーく洗いましょう」と子どもに言ったり、おむつの世話をしたあと、クレゾールでていねいに手を洗う大人は少なくない。でも、健康な人の排尿直後のおしっこは、まったく細菌が存在しない。ウンチや唾液、皮膚なんかよりずっときれいだ。時間がたった尿は空気中の細菌が尿に入り込んで分解された尿素がアンモニアと炭酸ガスになり、このアンモニアのせいでにおうだけだ。

南米のある原住民は尿をサイダーみたいに飲んでいるし、米国の原住民は尿をうがい薬として使っている。昔は世界各地で尿を洗剤として使ったり、髪の毛の脱色のために使用したという記録も残っている。

決して毛嫌いせずに尿を有効に使っていたわけだ。

人は毎日、コップに四杯から八杯ぐらいのおしっこをする。尿意があるのに我慢していると膀胱炎になったり、腎盂炎になったりする。子どもには「おしっこは我慢しない」という教育が必要だ。

少し大きくなった子どもには尿の色をチェックさせてみてはどうだろう。色が濃いとか色がついているとか、にごっているかなどを意識させる。発熱時は発汗して尿量が減るうえに、体内のウロビリン体という尿の色の素になる物質が多く出て、濃くなったり、着色料の入ったお菓子を食べるとその色の尿が出ることもある。

それ以外で色がついていたら、親に伝えるよう教育しておくことが大切。健康のバロメーターの役割も果たすとなれば、汚いなどとは言っていられなくなる。「自分の体から出るおしっこは汚くないから、よく見よう」と観察させよう。

こうして自分の体から出るものに慣れれば、老人や病人の体臭を忌み嫌うことも少なくなってくるだろう。今の「超清潔志向」がこのまま進めば、老人や病人とつきあうこともできなくなってしまうのではないかと憂えるばかりだ。

まず、大人がおしっこに対して、抵抗感をなくす。これがすべてのような気がする。

三章

子どもの心を元気にする

37●インターネットへの危惧

ネットでの「チャット」とおしゃべりは違う

私は、物事の判断力がまだ十分備わっていない子どもが、スマホやインターネットにはまり込むことを危惧している。

ネットにおける「チャット」や相手の書き込みに腹が立って、いじめをしたり仲間外れにしたり、さらには殺害にまで発展してしまうという事件も起きている。

人と人とが「おしゃべり」していても、ときには相手を怒らせたり、悲しませたりすることはよくある。しかし、生きている人と人とが相対している限り、言語以外にお互いに伝わってくるものがたくさんある。

ところが、このインターネット上でのコミュニケーションには、それがない。そこに「落とし穴」があると私は思う。

パソコンさえあれば、深夜でも、どんな遠隔地でも即時に対話ができる。裏を返せば、いつでもだれとでも、相手の都合を無視して際限なく意思を伝えることができるということでもある。

インターネットを頻繁に利用する小六や中一の少女の六九％が自分のホームページを持っているという調査結果がある。

「掲示板への書き込みをしたことがある」「チャットをしたことがある」はともに九四％にも達していた。掲示板やチャットなどの書き込みで「けんかしたことがある」少女は二六％もいた。

女子の方がネット依存になりやすいことも調査されている。

六年生の、まだ判断力の備わっていない子どもがインターネットにはまり込んでしまえば恐ろしいことになるのは当然考えられるだろう。

人間が生きていくために最も大切なのは「人と人との関係」を正常に育むことだと思う。小学生まではお互いに顔を突き合わせておしゃべりすることや、交換日記のような、生身のつきあいが必要な時期だと思う。

ネットやスマホの便利な面も多くあると思うが、側面には依存というマイナス要素も隠されていることを、大人と子どもでよく話し合うことが大切であろう。

38●タフな精神を

猥雑なものともつきあえる強さを子どもに

あまりにも整然としているのは精神的によくないと思う。少なくとも、私はすべてがクリーンな状態の中での生活は息苦しいし、それに慣れてしまうと、人間は少しの乱れも許せなくなってくるものだと思っている。

町の中には町工場もあって商店街もあって、多様性に富むものがたくさんあるほうが自然ではないだろうか。

つまり、変なものや異物がたくさんあったほうが、人間は多少のことは気にならなくなるということだ。

人に対しても同じだ。超清潔症の人にとって、不潔な人は異物だ。視界に入れば、いてもたってもいられなくなる排除したい存在だ。ホームレスの人を殴ったり、殺したりするのはこうした異物が我慢ならないからかもしれない。

子どもたちはウンチのにおいを嗅いだり、死に直面したり、屈辱を味わったり、友達とけんかをしたり、もっと猥雑な環境に慣れるのがいい。

感覚的にも、ひもじい思いをしたり、欲しいものが手に入らなくて悶々としたり、うんと寂しい思いをしたり、打ちひしがれたりという思いもあまりしていない。

すべては転ばぬ先の杖と親が先回りして危険を回避させている。

子どもにはもっといろいろな体験をさせよう。世の中には多様な考え方や価値観があることを教える。すべてと共生していかなければならないのだ。

そうしていかないと、メンタルな部分でも歪み、結果として生きにくくなり、本人が苦労することになる。

子どもを純粋培養してしまうことの罪の深さを考えたことがあるだろうか。細菌も、純粋培養にしたものは外部からの刺激にとても弱い。

人は進化の長い歴史のなかで、共生によってここまで発展できたことを忘れてはならない。

雑多な環境で子どもは強くなっていく

私は三重県多気郡明星村（現在の明和町）で少年時代を過ごした。父は国立の結核療養所の所長をしていたので、結核療養所の官舎に住んでいたが、そのことや「三重弁」が少し下手なことや勉強が少しできることなどの理由でいじめを受けていた。

私のほかにもいじめられる子はたくさんいたけれど、それぞれ理由があってのことだし、それを苦に自殺など考えられなかった。子どもたちは屈託がなかったし、先生もおおらかで、クラスにはのんびりした雰囲気があった。

私をいじめていた悪ガキは決して勉強ができたわけではなかったが、けんかは強いし、運動会になると華々しく活躍し、たくさんの賞品をもらっていたから、私は彼がうらやましかった。

少し前には徒競走でも順位はつけず、全員平等に「健闘賞」を与えている小学校があったと聞いた。また、「足の遅い子が傷ついてかわいそうだから」という理由であらかじめ遅い子と速い子のグループを作って、そのグループ内で走らせるという。これでは駆けっこが得意な子は浮かばれないし、足が遅いことぐらいで「傷つく」子がたくさん生まれることになる。子どもたちはどんどん現実から遊離した無菌の温室で培養されているのだ。

世界はどんどんフラット化し、逆境に強いエリートが海外では多く活躍しているというのに、こんな弱い子どもたちでは、あっという間に駆逐されてしまうだろう。

子どものまわりにはいろいろな人がいる。頭はいいけれど運動のできない子、親が離婚した子、父親に仕事のない子、商売をやっているうちの子……。それなのに、「あの子と遊んではいけない」と親が子どもの友達を選ぶなどはもってのほかだ。

人はそれぞれ異なるのが当たり前。ひとりひとりの特徴を認めあい、個人の尊厳を尊重しあって暮らしていくことを子どもに教えることが大切だ。

いろいろな子と「入り交じり」をしていれば、ちょっと自分とは違うな、と感じても免疫ができているから、受け入れることができる。

そうすることで子どもの正常な成育がなされるし、人生の幅が広がるのではないかと思う。

40●信じて自由にさせる

それが子どもの自立を促す

私が子どものころは学校から帰ってゴロゴロしていようものなら、「外に遊びに行きなさい」と親から追い出され、日がとっぷり暮れてから帰ると、今度は「帰ってくるのが遅い」と文句を言われていた。

親は勝手なものだ、と思った。でも、外では親には話せないような悪さもたくさんできて解放感があった。

子どもの「生きる力」が弱っていると言われて久しい。

今の時代はパソコンにスマホ、掃除も洗濯も機械まかせで、スピーカーに話しかけるだけでいろいろなことに対応してくれるという便利な世の中になった。

すると、大人も子どもも必然的に家の中にいることが多くなる。

子どもが家の中にいるとどうしても親の目が届く。これがまた子どもの成長を妨げ、どんどん弱くしていく。おまけに少子化できょうだいが少なく、家の中でけんかをすることもない。片目をつぶって子どもの遊びを見ていられないのなら、外に遊びに行かせるべきだ。と言うと、今の親は体操教室にでも通わせようと思うらしいが、これでは自主性は育たない。

京都文教大学の滝口俊子さん（臨床心理学）はこう言う。

「子どもには〝守ってやるべき弱い存在〟と〝自分一人で生きていこうとする存在〟という、両面があります。子どもがけんかに巻き込まれたり、ころんで痛い思いをしたりしたとき、すぐに助けにいかずに、ちょっと見守ってあげるのがポイント。子どもに〝自分ががんばっているところをおかあさんに見てほしい〟という気持ちが芽生え、自立心をはぐくむチャンスになります」（朝日新聞九八年一二月九日）

第一子にアレルギーの発生率が高い、母親が働いていない家庭のほうがアレルギーにかかる率が高いというデータがある。

子どもの「生きる力」を育てるには、子どもを信じて自由にさせる時間をもつことだ。それが子どもの自立を促すのだ。

41●笑いの効果

笑うだけで体も心も元気になる

私は講演で話をするとき「笑うと免疫が高まる」ということをいつも強調している。笑うとＮＫ（ナチュラルキラー）細胞の活性が顕著に高まるからだ。

だから講演のときは、頑張って会場の人たちを笑わせて免疫力を上げてもらおうと努力している。だからつまらないギャグであっても笑っていただきたい。笑いは人を活性化できる力を持っている。

「月曜日にほほえみを」という言葉がある。休み明けで気が重い月曜日だからこそ、意識的にほほえんでスタートさせようというものだ。

たしかに笑いは心身をリラックスさせながら、同時に心配ごとや憂うつな考えを忘れさせてくれる効果がある。医学的には免疫を活性化し、自然治癒力を高めることがわかっている。つまり、笑うことによって、血液の循環や肺の活動、筋肉の収縮と弛緩などが促進される。もっと笑おうではないか。

それにはユーモアのセンスも磨いておきたいところだ。食事のときに大人がたのしい話をし、子どもを笑いの輪に引き込む。笑うことの快感を覚えた子どもはきっと、自分が笑いの発信源になり、ユーモアのセンスを磨いていくだろう。

また、たのしかったエピソードは何度でも思い出させてあげる。学校に行く子どもに「きょうはいいことがありそうだね」と期待感を高めて笑顔で送り出してあげる。そうすることによって快感のホルモンが分泌される。どれもすぐ始められることばかりだ。

そして、一日の終りに「きょういちばんたのしかったことはなあに?」と聞いてみるといい。

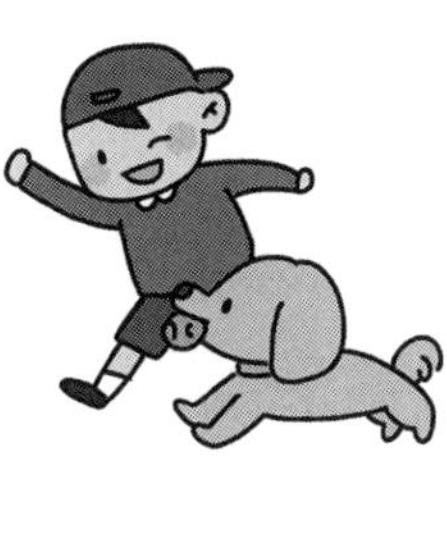

42●「きっと、だいじょうぶだ」

楽観的思考が免疫力アップにつながる

なにか困難に直面したとき、子どもたちはどう受け止めていますか。

「とても無理。できそうもない」

「ちょっと大変そうだけど、やってみる」

私たちは苦にするほどのことでもないのにオーバーに嘆いたりすることがある。でも、物事を前向きにとらえることができると、どうにか解決できそうな気になってくる。こういう受け止め方は医学的にも免疫力を高め、病気からの回復も早くなる。

作家の井上一馬さんが『夫婦で子育てしてますか?』（ＰＨＰ研究所刊）の中で、子どもに「楽観的な思考法」を身につけさせてやることの大切さについて触れている。

「たとえば、明日、入学試験があるとします。『きっとだいじょうぶだ。受かる、受かる』と楽観的に考えるか、『ああ、だめだったらどうしよう』と悲観的に考えるかで、結果が大きく違ってしまうということです。

ペンシルベニア大学のマーティン・セリグマン教授によれば、そうした考え方の違いによって、人間の体内の免疫機能にも少なからず差がでてくるそうです。つまり悲観的に物事を考えがちな人は、免疫機能が弱く、病気になりやすいそうです。逆に楽観的であれば、力は倍加するのです」。

アメリカの心理学者によれば、遺伝的な性格にもよるが、ある程度は親の力で楽観的な思考法を身につけさせてやることが可能なのだそうだ。

日々の生活の中で物事を楽観的に考えられたら、どんなに気が楽になるかと思う。大人はまず、子どもがなにかに悩んでいても、「きっと大丈夫」と受け止めて励ましてあげる。

そして、暮らしの中に〝小さな喜び〟を見いだして無力感を減らしてあげることができるだろう。

大切なものが抜け落ちる二分的思考法

○か×かを即座に判断して受験を切り抜ける子どもたち。答案用紙に答えはひとつ。漠然とした曖昧なものはだめという姿勢で臨む。小さいときからしっかり勉強しているから、知識だけは豊富。おまけにロールプレイングゲームのおかげでシミュレーションでの経験も豊富。こんな実体験が伴わない頭でっかちな思考法では、人生を生きぬくのは困難だ。

悲しいことに医者もその例外ではないという話を聞く。患者のデータをとって「異常なし」という結果が出ると、目の前の患者さんがどんなに苦しんでいても、「悪いところはないはずです」と、さも患者さんの訴えのほうが悪いという態度をとる医者が実際にいるというのだ。

目の前に「つらい。どこかおかしいところがあるはずだ」と訴えている患者さんがいるのに、○×が先にきて判断してしまっているのだ。もっと、いろいろな側面から考えるべきなのに、マニュアルどおりにしか判断できない。

○か×という二分的思考法は、秩序のある社会を作る上ではとても重要である。物事を二つに分けることは、私たちが下す判断や処理においては実に合理的だからだ。

たとえば、「優劣」「上下」「善悪」「生死」「明暗」「表裏」「長短」というような反意語からも読み取れるように、双方の性質が違ったり、どちらかが優れているということを表すとき、二分的思考法では迅速簡単に結論を導くことができる。過去によく売れた本にも似たようなタイトルがあったが、「～はどっち？」という考え方は、熟慮しなくてよく、脳も余計なエネルギーを使わないので楽なのだ。

社会秩序の維持から考えたこの二つの分類法は便利であるけれども、私たち「人間」を考える上で、限りなく相対化されるこの固定観念的な分類では、大切なものが抜け落ちてしまうだろう。

もっとフレキシブルな思考ができる子どもを育てるにはどうしたらいいのか。その一端を担っている学校教育、受験体制が変わっていく必要もあるが、その前に子どもの近くにいる大人が進んで意識的にいろいろな人と交わり、いろいろな体験をしている姿をみせることが、いちばんいい処方ではないかと思う。

サナダ虫の「ナオミちゃん」

私は研究の一環として、自分のお腹の中でサナダ虫を飼っていたことがある。初代は「サトミちゃん」だった。「ナオミ」「ヒロミ」「キヨミ」ときて、「ホマレ」の五代目まで続いた。

寄生虫は、人にとって病気をおこす厄介者だと、多くの人に思われている。しかし、そうではないことがわかった。

人の寄生虫は共生している人を大切にするのだ。寄生虫が人の体内に入って人を殺してしまうと、自分も生きていけなくなるからだ。

寄生虫に限らず微生物は一般的に、必ず「共生できる宿主」、すなわち、自然宿主をもっている。とくに、自分だけでは増殖できない寄生虫やウイルスはなんらかの生物に寄生して増えるしかない。だから自然宿主を大切にするのだ。

人と共生している寄生虫は人を大切にする。動物と共生している寄生虫は動物を大切にする。しかし、動物の寄生虫が人に侵入すると、人はひどい病気になる。

北海道にはエキノコックス症という恐ろしい病気がある。

原因となっている寄生虫はキタキツネのサナダ虫である。このサナダ虫はキタキツネを大切にする。しかし、人に感染すると、やがて人の命を奪う恐ろしい寄生虫になるのだ。

いろいろ研究した結果、「日本海裂頭条虫」というサナダ虫を私はおなかの中に入れようと思った。昔から日本人と共生している寄生虫だ。

サナダ虫の「ナオミちゃん」は、成長期には一日一〇cm近く成長する、卵を一日二〇〇万個も産むのだ。だから、その時期は宿主である私が元気よく、美味なものをたくさん食べる必要がある。

「ナオミちゃん」は私の免疫細胞のTh2を刺激して、私がぜんそくや花粉症にかからなくしている。

私が「ガン」になって食欲が落ちると困るので、私のTh1細胞を刺激して、私が「ガン」にならないようにしてくれる。

つまり、私だけの命でなく、お互い支えあって生きているといえるのだ。

超清潔や過保護が人間を歪ませている

私は、嫌われものの代表格である寄生虫と腸内細菌をこよなく愛し、研究し続けてきた。「見た目が大事」というのは確かに一理あるが、私たちは表層ばかりを気にしすぎて、深くて低いところには目を向けなくなっている。

私の幼いころは虫を平気で触り、地面に寝そべって遊んだ思い出ばかりだ。けれど大人に「汚いからダメ」と繰り返し叱られると、子どもはそれを「汚い行為は悪いこと」と強く脳に記憶してしまい、嫌悪感を増していくであろう。

嫌悪感を押しつけられた子どもは、殺菌効果のある石鹸で手を念入りに洗い、抗菌作用のある洗剤で消毒したお皿に盛った、防腐作用のある添加物を含んだ食物を摂ることに慣れてしまう。こんなことを徹底的にしているのは、地球上の生物で唯一人間だけである。

ところで、日本のみならず世界各国で、ヒトの生殖器を信仰の対象として崇拝している土地があるのを存知だろうか。男女の生殖器は、出産・成長・豊穣など、新たな生命を生むシンボルとして古くから神聖なものと崇められていたのである。

現代の恵まれた環境から見ると、昔は子どもを産み育てるのも命がけであり、その年の作物の出来によっては、集落の存続に危機が迫ることが多かったのだろう。かつては日本国内のあちこちに性器を模したご神体が鎮座し崇拝されていたようだが、明治時代以降、性的なものへの抑圧を強めた条例施行により、次第に姿を消していった。

ご神体にまでなっていた生殖器は、現代では会話の話題にも出来ないほど隠されるものとなった。なかには「町なかにあるダビデ像にパンツを履かせて欲しい」という意見も出る世の中となり、私たちの環境は、シモの話を忌み嫌う方向へと流されつつある。

しかし、眉をひそめてばかりいるのでなく、私たちは大真面目に性について考える機会が必要だ。なぜなら、生命は「性」を利用した行動がなければ生まれず、存続もできないからだ。現代人では、男性の精子が減少し、女性は子宮内膜症になる人が増えているという。

大人が子どもに行き過ぎた清潔を強要することや、過保護・過干渉になることは、性にまで影響してくるということを心にとめておきたい。

46●自己臭症

「においも個性である」が認められるように

これまで繰り返し述べてきたように、私たち現代人は「清潔志向」をどんどん高めている。

除菌スプレーや便座クリーナーに始まり、電気のスイッチ、キャッシュカード、ボールペン、まな板、さらには身に着ける下着や靴下までもが抗菌を謳っている。

この抗菌社会がさらに進み、自分の体から出るにおいまでも消そうとする「消臭社会」へと突入した。「加齢臭」、「ミドル脂臭」などの名称をつけ、まわりで少しでも臭う人がいればスメルハラスメントと言われるのだから、誰もが気が気ではない。

加齢臭は、汗や、古くなった頭皮、皮膚などの老廃物が加齢によって充分に分解できなくなることで発せられる腐敗臭である。新陳代謝が活発で腐敗臭も分解できる若い時期は、この臭いはあまり気にならない。

加齢臭の主成分はノネナールという物質で、汗腺の近くにある皮脂腺から出る脂肪酸が酸化したり、バクテリアの発酵作用によってできるものだ。前日に酒を飲みすぎたときの酒臭さもこの類の臭いを発する。加えて整髪料やタバコ、酒のにおいが入り混じって、さらに複雑な臭いとなる。

また、肉、たまねぎ、にんにく、にらなどの食べ物でも体臭が変化することは、多くの方がご存知のとおりだと思う。

体臭は誰にもあるものだが、企業の巧みなマーケティングは私たちに過剰な嫌悪感を意識させ、だんだんとその度合いを強めていく。つい先ほどまで自分の体の中にあった便や尿への嫌悪感はさらに強くなり、ついには汗もかけない、息もできない社会になってしまうかもしれない。

朝と夜は念入りにシャワーを浴び、抗菌グッズを使い、洗濯洗剤は香りがしっかり残るものを選び、自分が臭わないかを常に心配する。自分の臭いが気になって、人が自分を避けているのではないか、自分が周囲を不快にしているのではないか、と不安を募らせる「自己臭症」。これは思春期に多くみられるものだったが、今は中年にもかなり増えているようだ。

このような、清潔志向や消臭によって本来の姿を隠すことを当たり前と思わせる近代の日本社会は、人それぞれの個性を認めることを忘れてしまい、「異質である物はすべて排除せよ」という、極端に偏った思想を生んでしまったのではないかと思う。

確かに日本で作られている製品などは、品質管理面では非常に優れていることが世界でも有名である。

しかし、それに倣って現在の私たち人間までもが、工業製品のように均質な規格を求められるようになってしまっているのではないだろうか。

私はかつてから「人類が家畜化されつつある」と訴えてきたが、同一規格化された家畜は絶滅の危機に陥ったとき、あっという間に死に絶えることになるだろう。

多様性のない生物は、真っ先に淘汰されてしまう危険性があるのだ。「においも個性のうちである」ということを認められるようになりたい。

四章

子どもの食生活こそ基本

47●有機野菜は良いのだが

極端すぎる有機野菜による回虫の感染

現代の子どもたちは寄生虫がまったく存在しない時代に育っている。

終戦直後の日本の回虫感染率は六〇％以上だった。それを驚異的な駆除作戦で短い間に、感染率をほとんど〇％にした。

そんな時代が三〇年間続いたが、急に回虫の感染が国内でもみられるようになったときがあった。

その原因を調べてみると、どうも化学肥料を使わない有機栽培の農業の拡大と関係がありそうだ。

つまり加熱などの加工をまったくしていない〝新鮮ホヤホヤの下肥〟が日本各地で再び使われていることが私の調査でわかったのだ。

もっとも農水省によれば、人の糞尿を使った肥料は肥料全体の一％以下といい、また有機農業関係者によると、有機肥料の主流は牛糞か豚糞であるとし、最近の回虫発生との因果関係には否定的だ。しかし、回虫感染を扱った多くの研究者は有機野菜が原因と考えている。

自分の子どもには有機野菜しか与えない、という極端な自然食主義の両親がいた。三歳の男の子から九五匹もの回虫が出てきた症例をはじめ、多数の回虫感染によって腹膜炎を起こした、鞭虫が大腸の閉塞を起こしたなど、すべてが極端な自然食主義によって有機野菜から感染した例がある。

その後、私たちの調査によって有機野菜による感染者は減ってきたが、二〜三匹ぐらいの少数の感染者はまだまだみられる。

有機野菜は農薬を使ったり、無機栽培した野菜に比べ、体にいいのは当然だ。有機野菜が求められる背景は私も十分理解できる。

しかし、それが極端すぎる方に走ると、回虫の多数感染という悲劇が起こることがあるので、十分注意してほしいと思う。

有害な添加物が入っているものは買わない姿勢を

私たちが日ごろ、食べている食品には、かなりの割合で食品添加物が含まれている。戦後、合成添加物が大量に使われはじめたころは、あまり危険性も問題にされなかったが、少したってから甘味料のチクロや殺菌剤のAF－2に発ガン性があることがわかり、「合成添加物は体によくない」と拒否反応が強まった。

でも、依然、使われているのはどうしてだろう。あなただったら、形が悪くて色が悪くて、値段の高い無添加のものと、見栄えがよくて安いが、合成添加物が入っているものがあったら、どちらを選ぶか。

これだけ豊かな世の中になっても、高いけれど体にいいものを買うという意識にはなかなかなれないものなのかもしれない。

食品添加物とは食品の製造過程で保存、防カビ、発色など、いろいろな目的で食品に加えられた成分のことで、着色料、香料、発色剤、野菜に使う漂白剤などいろいろある。

もちろん、添加物がよくないことなど、だれにでもわかっている。でも、大量生産、大量販売という流通の仕組みの中で保存料や酸化防止剤を使わざるをえない。実際、私たちも二四時間、いつでも食品が手に入る便利さに慣れてしまっているし、今さら添加物を使わない代わりに値段が上がる、供給が不安定になると言われても困ってしまうのが現実だ。

というように、もはや身のまわりの食べ物すべてから添加物を排除することは並大抵のことではない。

今の私たちにできることとしては、とにかく危ない添加物とはなにか、ということを理解し、有害な添加物が入っている食品はできるだけ買わないこと。消費者が買わないものはメーカーも作らなくなるはずだ。

こうした添加物をはじめとする化学物質もアレルギーの一因といわれている。

子どもの成長に大きく関わる食べ物について、もう少し意識を高くもってもいいのではないだろうかと思う。

家庭生活の中で耐性菌に感染する！

医療機関では病院内感染がよく問題になるが、そのほとんどが抗生物質の効かない「耐性菌」が原因だった。

また、一方では食品の「偽装表示」が次々と明るみに出ている。鶏肉の場合「生後一定期間、抗生物質不使用」ということを売りものにしていたようだが、実際は抗生物質を与えていたという事件も過去にあった。

病院内感染と鶏肉への抗生物質混入というふたつの事件は、一見、お互いに無関係のように思われるが、実は密接な関係にあることが明らかにされてきた。

病院内感染の多くは、実は家庭生活の中で耐性菌に感染し、体力が弱って入院したときに発病したものであることが米国で実証されたからだ。

そして、その原因が牛や鶏などに常時与えつづけていた抗生物質によってつくられた耐性菌であった。

米国では、販売されている抗生物質の約八〇パーセントが、人間の患者ではなく食肉となる豚や牛、七面鳥、ニワトリなどに使われているという。農家では年間六万三千トンもの抗生物質が家畜に与えられているのである。

このことによって薬剤耐性菌は大量に生み出されるようになった。致死性のある新しい病原菌によって、二〇五〇年までに一千万人が死亡する恐れがあるとも推定されている。

ＥＵは二〇〇六年に家畜飼料への抗生物質の添加を禁止した。しかし、日本はまだ規制されていない。肉を買うときは、商品がどのように生産されているか、どんな検査がなされているかをチェックするようにしたい。

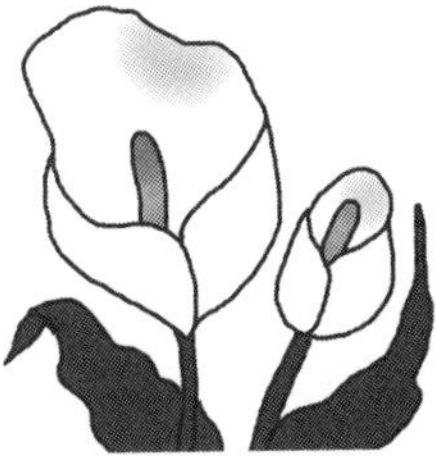

台所にあるもので上手に殺菌

朝、おにぎりを炊きたてのご飯で作ると、お昼ごろには糸を引いていることがある。暖かいと菌はあっという間に増えてしまう。

食中毒を起こす菌の中には、非常に感染力が強いものがあるが、それらの菌でさえも抑えてしまう食べ物がある。といっても、特別なものではない。私たちが日常、口にしているものばかりである。

梅干しや酢のように昔からその効力が知られ、調理するときに用いられていたものもあれば、最近の研究によってその効果がわかりはじめた緑茶やワインなどもある。

同じものを食べても食中毒にかかる人もいれば、かからない人もいる。その人の体力によるところも大きいが、その前後に抗菌性のある食品を口にしていたか、いなかったかということも明暗を分けるのかもしれない。

これらは殺菌力があるだけでなく体にもいいものだから、ぜひ食事にとり入れたい。

こんなにすぐれた殺菌力がある食品

緑茶

昭和大学医学部の島村忠勝教授の研究によれば、ふだん飲む濃さの緑茶にO-157の菌を1万個入れてみると、5時間後には菌はすべて死滅していたそうである。菌を殺すのはポリフェノール（カテキン）というお茶の渋み成分。食事中や食後に普通の濃さのお茶を飲むだけで、効果があるという。O-157のほかに、腸炎ビブリオ、黄色ブドウ球菌にも効果があるそうだ。

酢

名古屋大学医学部の太田美智男教授の研究によれば、食酢にもO-157などの食中毒菌に対する抗菌力があることがわかっている。らっきょう漬けにO-157を約100万個入れたところ、常温で24時間後に100個以下になったそうだ。また、米2合に酢大さじ2を入れて炊いたご飯にはO-157は増えなかったが、酢を入れなかったほうは、24時間後に約1300倍に増えたという。

梅干し

大腸菌や黄色ブドウ球菌の増殖を抑える。梅干し入りのおにぎりと、梅干しを入れないおにぎりを暑いところに放置しておく実験では、梅干しなしのおにぎりは腐ったが、梅干し入りのおにぎりは腐らなかったそうである。「日の丸弁当」は昔から腐敗を防ぐすぐれたお弁当として作られてきた。ただし、抗菌の役目を果たすのは、梅干しの酸なので、酸っぱくない梅干しでは効果は期待できない。

納豆

納豆菌にO-157を入れると、4日後には、O-157が死滅していたことを倉敷芸術科学大学の須見洋行教授が報告しておられる。これは、納豆菌が作り出すジピコリンという酸の働きによるものだそうで、これ以外にも、ワインにO-157や赤痢菌、サルモネラ菌を20分以内に殺菌する効果があることや、乳酸菌飲料やビフィズス菌ヨーグルトにも、O-157の増殖を抑える効果があることなどが、わかっている。

51●賞味期限とは

自分の五感で判断するのも目安

食品に記されている賞味期限が一日でもすぎていると捨てたりはしていないだろうか。賞味期限はその食べ物が本来もっている風味を損なわずに食べられる期限として、メーカー側が記したもので、あくまでも目安だ。それをすぎたからといって、すぐに腐るものではない。

まだ、食べられるかどうかは自分の五感をもって確かめたい。目で色を確かめ、鼻でにおいを嗅ぎ、手で触ってねばりがないかを調べる。

ちょっと怪しいなと思っても火を通せば食べられるものも多い。電子レンジも活用したい。風味が落ちているけど食べられそうなら、ハーブやスパイスを使って味つけをしてもいいだろう。ご飯などは少々ぬめりが出ていても、水で洗ってぬめりを取って雑炊にして食べることができるし、硬くなったパンはスープに入れればおいしい。

食糧不足の時代に育った身としては、食べ物を捨てるなんてとんでもない、と豊かな時代になっても思うものだ。
とにかく自分の目と鼻と手で見極めたい。

食べ物の賞味期限の目安

牛乳
なめて酸っぱみや苦みがあったり、コップに入れて分離したり、ブツブツしていたらダメ。沸かして固まってもダメ。

豆腐
表面がベタベタしたり、ネバネバしたら腐り始めている。開封したら2日、開封しなければ4日が目安。

納豆
表面がベタついたり、黒ずんでいるのは古くはなっているが、食べられないことはない。冷蔵保存で7〜10日が目安。

パン
パサパサしたり、カビが生えたり、酸味を感じたら危ない。冷蔵庫に入れると風味がなくなるが、2週間ほど保存できる。

練り製品
表面がネバネバしてきたり、糸引きがあったらやめたほうがいい。

ハム
異臭や酸味、ねばり、それに表面に白くプツプツ出てきたら危ない。開封前は1本もので40〜60日、スライスで2週間。

みそ
白っぽいカビ状のものは酵母なので安全だが、風味が落ちる。開封後6カ月。

サラダ油
不快な油臭さがあったり、揚げ物のときに泡が消えないときはダメ。開封前、ポリ容器で1年、缶で2年。

牛肉
色が黒ずんでいて、切り口の乾いたものは古い。

豚肉
変色していたり、パックに血が出ているのは古い。

52●家庭での食中毒

感染予防には腸内細菌を増やすことが有効

食中毒はやはり夏に多いが、最近は冬も少なくない。外は寒くても家の中は暖かく快適だ。これは菌にとっても同じで放置すれば増えるのだ。

日本人の食卓には世界中から食品が集まっているので、暑い国から送られてきた食べ物についている菌が暖かい部屋で繁殖するということもある。

現在、食中毒の三大原因菌はサルモネラ菌と腸炎ビブリオ、病原性大腸菌だ。食中毒の半数を占めるのがサルモネラ菌で、ほかはそれぞれ一〜二割程度。サルモネラ菌については次の項で触れる。

腸炎ビブリオは魚介類から感染するので、刺身はその日のうちに食べてしまうこと。冷蔵庫の過信も禁物。ジワジワだが菌は増えていくから、冷蔵庫に入れたからと安心しないで、やはり、その日のうちに食べてしまうこと。O-157は今いちばん恐れられている病原性大腸菌だが、神経質になることはない。清潔を心がけて調理し作ったものはすぐ食べれば、大丈夫だと思っていていい。

このほか、黄色ブドウ球菌は調理した人が手にけがをしていると、傷口で黄色ブドウ球菌が増え、その毒素が食べ物について、食中毒を引き起こす。

さて、家庭での食中毒の予防だが、買い物の帰りに生ものを持ったまま立ち話をしてしまったり、遅く帰る家族の食事を出しっぱなしにしておいたりという、うっかりが案外多いようだ。基本的には調理の前に手や調理器具をよく洗う、調理したものはすぐ食べる、卵や肉はしっかり加熱する。

しかし、それ以前に腸内細菌を増やしておくことがいちばんの予防だ。規則正しい食生活をおくっている人は乳酸菌などの善玉菌が腸の中に多いから、とにかくいろいろなものを食べたり、たくさん遊んでいろいろな菌に触れることをすすめたい。おなかをこわすと、善玉菌が減って悪玉菌が増えて食中毒にかかりやすくなるので、子どもが調子の悪いときはいつもより食べ物に対して注意することは大切だ。

そして、感染に強い体をつくっておくことがなによりも大切なのだということを強調しておきたい。

53●卵のサルモネラ菌

扱いに気をつければ怖がることはない

私の朝食の定番はといえば、納豆、みそ汁、そして卵だ。卵が新鮮なら生のまま食べてしまうが、ちょっと調子の悪いときは目玉焼きなど、火を通してから食べるようにしている。

すぐれた栄養のある卵だが、今、食中毒を起こす細菌の中で、実はO－157と並んで騒がれているのがサルモネラという細菌だ。

サルモネラ菌は豚、牛、鶏などの動物の消化管に広く保菌されているが、いちばんの原因は鶏卵にあることが世界的に明らかになっている。これは卵を産む親鶏がサルモネラ菌に感染しているため、卵が汚染されているのだ。

サルモネラ菌による食中毒は腹痛や下痢、嘔吐、発熱などで生卵を食べたときが多い。たとえば、とろろそばに入れたうずらの卵がちょっと古かったということは生卵を食べる習慣のある日本では少なくない。また手作りアイスクリームも気をつけたい。夏、温度の高いところで調理し、冷凍庫に入れるまで長時間放置しておいたことが原因になったこともある。

こう説明すると、「じゃあ、卵を食べなければいいんだ」と短絡的に考えがちだが、管理さえちゃんとすれば恐れることはない。

卵は二～三週間は保存がきく食品だし、一〇℃以下でも菌は増えないから、買ったらすぐ冷蔵庫に入れておけば大丈夫だ。しかもサルモネラ菌は熱に弱いので、加熱すれば中毒は防げる。

最近は卵も賞味期限が明示されている。生で食べるときは参考にしたい。でも、調子が悪いときは抵抗力が落ちているので、体調の悪いときは子どもは生で食べるのはやめたほうがいい。食中毒は少しでも危ない、と思ったら加熱するなり、潔く処分をするなりすれば、大事には至らないはずだ。

ただ、今の子どもは結構、グルメだ。大人と同じように生ものを平気で食べている。昔の子どもはこういうものは大人の食べ物として食べさせてもらえなかった。これは親たちの防衛手段だったのだろう。抵抗力が弱い子どもにリスクの高い食べ物は食べさせないほうが賢明である。

54●食卓には旬のものを

栄養価も最高。子どもたちに季節の移ろいを

スーパーマーケットに行くと、一年中、同じ野菜が並んでいるせいか、その野菜の旬がいつなのかを言える子どもは少ない。ハウス栽培や水耕栽培などさまざまな栽培法が開発されたおかげで、年間を通じて野菜がほぼ同じ価格で手に入るようになった。

しかも、野菜、果物をはじめとする食料の約六割を諸外国からの輸入に頼っているのが現状で、旬どころかどこで作られたのかさえ曖昧だ。これでは、食卓から季節感が失われるのも無理はない。

旬とは、自然が与えてくれる、「食べ物が最もおいしく、栄養価も高くなる時期」のことだ。

たとえば、野菜なら、太陽の光を受け、雨の恵みを受けて、本来その素材のもつ旨みが最も引き出される時期。そして、魚は、産卵する前にエサをいっぱい食べ、脂がのっている時期である。季節の食べ物を食べるということは、理にかなっている。

夏が旬のトマトやきゅうり、なすなどは、水分が多く、発汗で失われた水分を自然に補ってくれる。また、冬が旬の根菜類は、体を温めるものが多く、冷えた体を芯から温めてくれるといった具合だ。

旬のものの出始めを「走り」というが、そのころは、数も少なく、当然、値段も高い。そのうえ本来の季節より早いため、栄養価も低い。

ところが多く出回る「盛り」になると、値段もぐっと下がって、栄養価も「走り」のころの四～五倍になるのである。安いうえに、栄養価も高い、旬の出盛りの野菜や果物、魚を食べない手はない。

そして、旬の食べ物は食卓に季節を運んでくれる。ふきのとうに春を思い、ゆでたとうもろこしに夏を感じる。寒さや暑さも空調の完備であまり苦にならないし、農作業を手伝うわけでもなし、祭りなどの行事も塾優先で参加できない、今の子どもたちは季節感が薄れていると思う。せめて、食卓の上には旬のものを並べ、子どもたちに季節の移ろいを感じてほしい。

そういうものをたのしむ情緒を養っていくことが、ことさら今の子どもたちに必要なことだと思う。食べ物を通して、子どもに教えるべきことはたくさんある。

効率よく食べ物からとるのがいちばん

錠剤のビタミン剤がたくさん出回っているが、ビタミンはやはり三度の食事で適量をとるのが望ましい。というのも、人工的に作られたビタミンでは、過剰にとりすぎる心配が出てくるからだ。

ビタミンには、水に溶ける水溶性ビタミンと油脂にしか溶けない脂溶性ビタミンがある。水溶性ビタミンは、少しくらいとりすぎても、余分なものは、尿となって排泄されるので、それほど心配はいらないが、脂溶性ビタミンは、体に蓄積され、過剰症を引き起こす可能性も出てくる。

なかでも、脂溶性のビタミンAは、妊娠中にとりすぎると、先天性異常児が生まれる心配もあるというから注意したい。もちろん、錠剤のビタミンAをとりすぎた場合なので、いくらなんでも北極探検家のように毎日レバーを大量に食べるというような食生活に私たちはなりくにいはずだ。そういう意味からも、ビタミンは食事からとるのが本来の姿だろう。

野菜から少しでも多くのビタミンをとろうとしたとき、少しばかり注意したほうがいいことがある。まず、新鮮な野菜を選ぶこと。特にビタミンB群やビタミンCは空気にさらされたり、光が当たったりするだけで失われていくから、できるだけ新しいものを選びたい。

コンビニなどで売られているカット野菜などは、空気、光ともにさらされる部分が多いので、ビタミンBやビタミンCの含有量は少ないだろう。

ビタミンCは、また、加熱されると壊れやすいので、高温でさっと妙めたり、さっと煮などの調理法がおすすめだ。

炒めたり、煮たりすることによって、生の状態よりビタミンは減るが、かさが減ることによってたくさん食べられ、結果的にビタミンCも多くとれることになるので、気にすることはない。

加熱調理しても、ビタミンCが失われにくいトマトやさつまいも、じゃがいもをたくさんとるのもいいだろう。

食べ方しだいで、体が変わる

子どもたちの体格はたしかに、私が子どものころと比べると格段の差がある。身長は高いし、手足も長い。「見た目」だけでいえば、欧米に行っても、遜色がない子も多い。

でも、体力はどうだろう。最近では「小児慢性疲労症候群」が問題視されている。全身の疲労が続き、不登校の原因にもなっているという。私にはどうも、生きていくのに必要な「基本的体力」がないせいだと思えてならない。

それは、食生活の変化がもたらしたものが多いだろう。たしかに、動物性食品の摂取量が極めて少なく、野菜や炭水化物の摂取量が多い日本型食生活が、動物性食品の摂取量が多い欧米型に代わってきたことで、スタイルはよくなった。でも、本来、日本人の体質に合っていた日本型食生活が変化したことによって、今まで日本人があまりかからなかった病気にかかることが増えているのも事実だ。

子どもの肥満や小児生活習慣病が増えてきている。本来なら、働き盛りの中高年しかかからない糖尿病や動脈硬化といった病気に、伸び盛りの子どもたちがかかっているのだ。病気とまではいえなくても、その予備軍も多い。これは、今の食生活に対して、子どもの体がだしたＳＯＳなのだ。

子どもをとりまく食生活をふりかえっていただきたい。のどが渇いたと言えば、自動販売機ですぐに清涼飲料水が与えられ、おなかが空いたと言えば、スナック菓子。一週間のうち、インスタントやレトルトの食品を口にしない子どもが果たして何人いるだろうか。

また、好きなものばかりで毎日同じような食事内容を繰り返したり、不規則に食事を摂ったり抜いたりする子も増えている。こういう子が行き着く先は、肥満だ。

つまり、ご飯を主食に、肉・魚料理、野菜料理をバランスよく組み合わせ、規則正しい時間に食事をしている子どもたちほど健康で、肥満や小児生活習慣病にかかりにくいということが、調査からわかっている。

育ち盛りの子どもの体をつくっているのは、食べ物で、食べ方しだいで、体が変わるということをもう一度、認識したい。

本来もっている体のバランスをくずす

親というものは、子どもがなんでもパクパク食べてくれるとうれしいものだ。反対に、ちょっと食べてもうごちそうさま、と言われると、「もっと食べなさい」と小言のひとつも言いたくなる。

でも、量をたくさん食べれば、健康になるのかというと、そうではない。昔から、「腹八分目」といわれるように、食べすぎることの弊害はたくさんある。

まず、脂肪がたくさんとり込まれることによる肥満。これは、食習慣がかたよることにより、小児生活習慣病の引き金となる。

次に、食べすぎにより、体の中で「フリーラジカル（活性酸素）」が発生しやすくなるということ。フリーラジカルとは、非常に不安定な状態の分子で、体の中の不飽和脂肪酸と結びつき、過酸化脂質となる。いわゆる体の「さび」である。

このさびが、細胞を傷めることによって病気を引き起こし、老化を加速するのだ。

そのうえ、フリーラジカルは細胞を傷つけ、アトピー性皮膚炎や喘息などのアレルギーをも引き起こすのである。

実験でも、食事制限することによって、マウス、ニワトリ、ミミズなどの動物の寿命が延びることが証明されているそうだ。

もちろん、成長期の子どもにとって、バランスよく栄養をとることは、非常に大切なことである。でも、必要以上に食べさせると、人間が本来もっている体のバランスをくずすことにもなるのである。

自然界で生きている動物が、食べすぎによって病気になったというのは、聞いたことがない。それは、本能でどれくらい食べたらいいか、知っているからである。

子どもたちにも、「どれだけ食べればいいか」という本能が失われないようにしてあげたい。ひいては、それが自分の体を守ることにもなるのであるから。

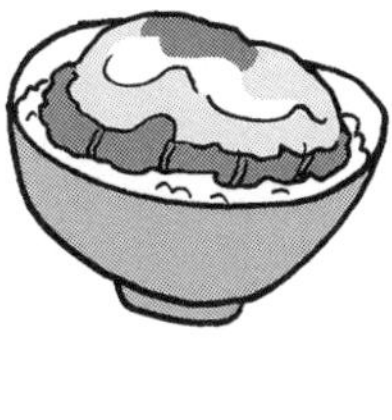

すぐれたミネラルとビタミンを含む海の野菜

日本をとりまく海辺にはこんぶ、わかめ、ひじき、のり、アオサなどをはじめ緑藻、褐藻、紅藻など多種類の海藻が生育している。日本は世界に類を見ない海藻の生産、加工、そして消費国なのだ。

昔から日本人は海藻を食用にし、貴重なビタミンやミネラルの供給源としてきた。私の家の食卓にもみそ汁や酢の物、サラダなど、海藻を使った料理がよく並ぶ。食生活の洋風化、多様化が指摘される中でも、日本人の海藻を食べる習慣はすたれない。

海藻には、野菜や果物と同様に白血球を強化し、ガンや生活習慣病にならないようにする成分があることがわかっている。そのほかにもミネラルやビタミン類など健康に役立つ成分が豊富に含まれている。また日本人の腸内細菌は、海藻を分解してエネルギーをとり出せる特別な能力をもっている。

潮流に身をまかせ、高濃度の海水中で生育する海藻は、波浪や塩害から身を守ると同時に、海水中の栄養分を効率よく細胞内にとり込んでいるのだ。

では、どんな成分が含まれているのか。

まず、食物繊維が多い。食物繊維は肥満、心臓病、糖尿病、大腸ガンなどを防ぐ、重要な物質として注目されている。どんな食べ物に食物繊維が多いかという調査では、なんと上位一〇位の中に海藻が四種類も入っているのだ。

この食物繊維はコンニャクのマンナンと違って、水に溶ける種類の水溶性食物繊維で、腸内細菌の増殖を促し、大腸の働きを助け、ビタミンB群の生合成を活発にするなどの重要な働きをしている。まだまだある。血圧や血清コレステロール値や中性脂肪などの低下、善玉コレステロールを上昇させる作用、ガン細胞の増殖の抑制などが明らかにされている。

また、海藻類に含まれる不飽和脂肪酸は心筋梗塞や脳梗塞などの原因となる血栓を防ぎ、動脈硬化の予防と治療に役立つとされている。不飽和脂肪酸の一種、ドコサヘキサエン酸も含み、乳幼児の知能の発達を促し、老人性痴呆症の予防と治療に対する期待が高まっている。このミネラルのエキスである海水から、すぐれたミネラルを濃縮・蓄積している海藻。毎日でも食べたいものである。

食卓が「お説教の場」にならないように

食事はただ栄養のあるものをとればいいかというと、決してそうではない。どういう状況で食べるのかということが実は栄養的にも重要なことだ。

まず同じ食事でも、だれと食べるのか、どういう雰囲気の中で食べるかということによって、消化のされ方が違ってくる。

食べ物が胃に入ると、胃粘膜が刺激され、消化管ホルモンが分泌され、これが、胃酸の分泌を増大させ、消化を助ける。「おいしい」と思って食べていると、当然、胃液もたっぷり出るが、「まずい」と思って食べていると胃液が出にくくなる。つまり、消化が悪くなるのである。

同時に「おいしい」と思って食べていると、胃腸の働きも活発になる。なにをおいしいと感じるかは、そのときの体調や気分も大きい。「おいしい」ということは、すごくデリケートなことなのだ。

また、なにか嫌なことがあると、食欲がなくなるが、これは、大脳の下にある脳下垂体・視床下部というところで食欲がコントロールされるからである。

ある研究では、食事のにおいをかいだり、実際に「おいしい」と感じること自体が免疫力を上げるということがわかった。おいしいものを食べたことの快楽が免疫力をアップさせるのである。

つまり、いくら、おいしくて栄養のバランスがとれた食事でも「悲しい」、「気分が悪い」、「まずい」と思って食べたのでは、「身につかない」ということになってしまうのだ。

ある調査によると、食事中に週一回以上小言を言う親は半数以上、毎日言うという親は一〇％以上にもなるそうだ。小言を言われながら食べる食事がおいしく感じられるわけはない。

少なくとも食卓が「お説教の場」にならないように、心がけたい。

医食同源、食べ物はパワーのもと

いうまでもなく、人間の体をつくっているのは、食べ物である。そして、食べ物がときによっては薬以上に人間の体の作用を高めてくれることがある。

たとえば、バナナやスイカ、パイナップル。これらの果物は、体にウイルスなどの外敵が入ってきたとき、それを防御する役目をする白血球の働きを高めることが帝京大学薬学部の山崎正利教授らの研究で明らかになっている。

病気のときにバナナを食べたり、夏バテのときにスイカを食べたりするのは、理にかなっているということなのだ。

ところが、ビタミンCがたっぷり含まれている柑橘類には、意外に白血球の働きを高める作用が弱い。単にビタミンが多い食品が免疫力をアップするということではないらしい。

野菜では、なすやキャベツ、大根、ほうれん草などに白血球を活性化する成分が多く含まれているということが、研究の結果わかっている。

海藻では、アオマフスノリ、アカノリなどに多く含まれ、ひじき、こんぶ、わかめなどでも十分に活性が認められている。

その研究というのは、果物、野菜などの汁をマウスに飲ませて、どれくらい白血球が活性化して、腫瘍壊死因子をつくらせるか調べたものなのだが、なにがそうさせるのか、今のところ、はっきりわかっていない。

少なくともビタミンのように熱を加えると失われるようなものではなく、煮炊きをしても非常に安定したもののようだ。

これこそ、大地や海が与えてくれた、食べ物の「力」ではないだろうか。医食同源というが、体調に合わせて食べ物を選ぶ賢明さも必要だろう。

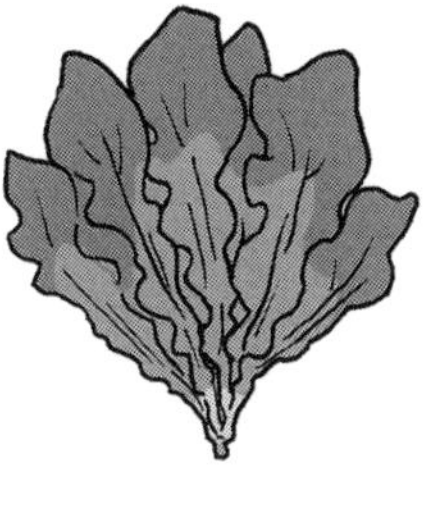

61●脳をパワーアップ

魚をコンスタントに食べると脳の働きがよくなる

食べ物をよくかむことによって、脳の働きが増すことは一五〇頁で触れているが、もうひとつ脳をパワーアップするために忘れてはならないのが、「ＤＨＡ」（ドコサヘキサエン酸）である。粉ミルクにも含まれてるし、ＤＨＡが脳の機能をよくするのにいいということは、おかあさんもご存じだろう。

では、どうしてＤＨＡが頭にいいのだろうか。ＤＨＡは体内で合成できない必須脂肪酸のひとつで、頭の中だけに高比率で含まれることから、頭のよさにかかわっているのではないか、と考えられるようになった。

人間の脳を構成する神経細胞は約一四〇億個ともいわれており、それらが木の枝のような突起をもっている。それらひとつひとつにさらに二万～三万個のシナプスという神経信号を伝達するための神経回路網がある。そのシナプスの先端に含まれているのがＤＨＡで、そのＤＨＡを食事から十分にとることによって、神経の伝達がスムーズになるというわけだ。

もうずいぶん前になるが、沖縄のある特定の地域から東京大学への進学率が群を抜いて高いので、食生活を調べてみるとDHAを多く含む魚を多くとっていることがわかった、というのをテレビで見たことがある。

だからといって、DHAをとったからすぐ頭がよくなる、と考えるのは早合点である。あくまでも栄養のひとつとして、コンスタントにとるのが望ましいだろう。

DHAは空気に触れると酸化するので、できるだけ新鮮なものを買い求めるようにしたい。またDHAは熱に弱いので、マグロなどは生で食べるほうが効率よく摂取できる。

料理する場合は、焼き魚や唐揚げよりもホイル焼きやムニエルなど、焼き汁ごと食べられるような調理法のほうがいいだろう。

サバやイワシは油で揚げるとおいしいが、高温では魚の脂肪酸（DHA）が溶け出してしまったり、酸化してしまうので、つけ合わせのサラダなどに、DHAと同じαリノレン酸系の脂肪酸を含む亜麻仁油やえごま油、しそ油などを活用してほしい。

62●納豆は欠かせない

強い骨をつくるためには納豆を

ちょっところんだだけですぐ骨折してしまう子どもや大人が増えている。食生活の変化や外遊びが減ったことにより、骨がもろくなっているのかもしれない。

では、ちょっとやそっとで骨折しない、丈夫な骨をつくるには、どうしたらいいのだろうか。骨を強くするには、カルシウムをたっぷりとること。

これはみなさん、もうご存じだろう。そして、屋外で十分に日光に当たり、ビタミンDを補うことも大切だ。さらに、最近では、それに加え、ビタミンKが骨の発育に重要な役割を果たしている、ということがわかってきた。

骨もほかの臓器と同じように、新陳代謝を繰り返している。破骨細胞といわれるものがまず骨を溶かし、骨芽細胞がカルシウムを沈着させて新しい骨をつくるのだが、ビタミンKは、骨のたんぱく質を活性化し、カルシウムとくっついて骨にする役目をするのである。つまり、いくら、カルシウムをたくさんとっても、ビタミンKが足りないと、新しい骨はつくられにくい。

そのビタミンKをたくさん含んでいるのが、納豆である。納豆に含まれるビタミンKはほかの発酵食品よりずば抜けて多く、それらの数百倍もある。

東京大学医学部老人科の細井孝之先生は、納豆を食べるとすぐに血中にビタミンKが増えることを確認している。二週間納豆を食べていなかった女性八人に納豆一パックを食べてもらい、その後の血中ビタミンKを追跡調査した結果、驚くべきデータが出た。食べた翌日の血中ビタミンKは、なんと一五倍にも増えており、一週間たったあとでさえ、二・五倍も多かったという。

都道府県別で四〇歳以上の女性の大腿骨骨折の発生率に関する調査では、東北は骨折の発生率が低く、東日本より西日本の方が骨折率が高いという結果がでている。これは、納豆の摂取率とも関連があるのかもしれない。

納豆には、ビタミンK以外にも「成長ビタミン」といわれるビタミンB_2も多く含まれている。その量は、ゆで大豆の約六倍。まさに、成長期の子どもには欠かせない食品なのである。

毎日は無理でも、せめて一週間に二回は食べたい食材だ。

63●かむ回数が減っている

「かむ」ことは脳のマッサージにもなる

日常、なにげなく行っている「かむ」という動作。もちろん、食べ物を細かく砕いて唾液と混ぜ合わせ、消化しやすくするためなのではあるが、それだけではない。かむという刺激によって、脳が活性化されるということが最近の研究からわかったのである。

かむことによって、脳内の血流が増え、神経活動が活発になり、脳の働きをよくするということらしい。

ほかに、かむという動作が歯粘膜を通して直接脳に伝わり、脳の代謝活動を活発にしてくれるという効用もあるということだ。

また、かむことによって、脳の視床下部の満腹中枢に信号が送られ、食べすぎを防ぐことにもなる。

早食いがなぜ太るかというと、脳の満腹中枢に信号が送られる前に、つぎつぎと食べてしまうからである。

それ以外にも、人間は、かむという動作によって、精神的安定を得ているという点も見逃せない。

仮に、同じ栄養分の流動食を口から流し込んだとしよう。栄養的には足りているし、空腹感もそれほど感じないはずだ。

でも、なにかかみごたえのあるものを食べないと、次第にイライラしはじめるに違いない。やはり、よくかんで、味わうことこそが食べることの基本なのだ。

最近、私たちの食卓にのぼるものは、昔に比べてやわらかいものが多く、かむ回数が三〇年前の約三分の一になっているとも聞く。

食事にかける時間自体が昔より減っているので、当たり前といえば、そうなのかもしれないが、ちょっと驚きだ。

かむといっても、なにもおせんべいのように硬いものを食べればいいというものではない。要するに、口に入れてから飲み込むまでの、かむ回数が大切なのだ。

子どもが小さいうちは、ついやわらかいものを与えがちだが、よくかまなければいけないものを意識的に料理やおやつに加えてあげたい。

多種多様な食材と調理法を組み合わせた日本食

地中海食は、たっぷりの旬野菜や果物、新鮮な魚介類、精白していない全粒穀物を中心に、赤身の肉や乳製品の摂取は少量で、赤ワインやナッツ類などを摂るのが特徴だ。この地中海食によって、加齢にともなう疾病や認知力の低下を遅らせる効果があることが、さまざまな研究から明らかにされている。

二〇〇六年、コロンビア大学のN・スカルメアス博士らは、ニューヨークに住む七〇代半ばの人を中心とした二〇〇〇人を対象として、食習慣と健康状態を約四年にわたり調査した。

結果、地中海食に準じた食事を普段から摂っている人たちは心血管疾患が少なく、認知力の低下も抑えられていることがわかっている。

また二〇一三年、スペインのナバーラ大学、M・Mゴンザレス予防医学課長による調査では、スペイン人七五〇〇人に対して地中海食による健康状態を比較した。

結果はやはり、地中海食を常食している人たちの心血管関連の状態が良くなり、体重の減少や認知力の成績も向上したということだ。

さらに二〇一五年、スウェーデンのカロリンスカ研究所のM・キビベルト博士らが、フィンランドの一二六〇人を二群に分け、地中海食と普段の食生活での健康状態を比較調査したところ、歳をとってからでも地中海食に変更したことで、認知力の低下が抑えられたという結果もある。

しかし、ボローニャ大学医学部のC・フランチェスキー名誉教授が行っている各国の調査では、地中海食を食べることで明らかに炎症の数値が下がっている国がある一方で、あまり効果が見られない国もあるという結果が出ている。

地中海食を摂ったからといって、必ずしもどの国の人にも良い影響を与えるわけではないようだ。

これらの違いが生まれる原因として考えられるのが、腸内細菌叢の違いだろう。

二〇一六年、早稲田大学の服部正平教授らの研究チームは、日本人を含めた一二カ国のヒト腸内細菌叢データの比較解析を行った。

結果、腸内細菌叢の菌種組成が、国ごとで大きく異なることがわかっている。

日本人の腸内細菌叢は欧米人や中国人と比べ、炭水化物などの代謝に優れた細菌の割合が高くあるとのこと。

また、日本人被験者の約九〇％は、海藻の多糖類を分解できるバクテロイデス・プレビウスという腸内細菌を保有していたが、他国では、多い国でもおよそ一五％の保有に留まっていたということだ。

海藻や穀物の食物繊維がこの腸内細菌に分解されることで、抗炎症作用のある短鎖脂肪酸や、抗酸化作用のある水素が発生する。

これらが健康に良い影響を与え、わが国の平均寿命の長さや肥満率の低さに関係している可能性がある。

食事が健康に与える影響というのは、住環境、人種、伝統様式、生活習慣などにより異なる。

どの国にも伝統的な食文化があるが、居住地域に伝わる食材や、先人の知恵が込められた料理、わが国で言えば、野菜類、豆類、魚介類、海藻類、発酵食品など、多種多様な食材と調理法を組み合わせた日本食こそ、体に馴染んだ健康食とも言えるだろう。

65 朝食の大切さ

朝食で体にエンジンをかけよう

朝食をとることの重要性がいわれて久しいが、残念ながら朝食をとる人は、年々減少しているという。

平成八年度の厚生労働省の調査によると、朝食をとらない人は、総数で昭和五〇年代が六・三%に対し、平成二八年の調査では男性一五・四%、女性一〇・七%と、かなり増加している。

年代別では、男女とも二〇～二九歳が最も朝食の欠食が多く、男性は、なんと二割が朝に一切の飲食をしないということである。この年代は、ひとり暮らしも多いため、時間がないうえ、作るのがめんどうというのもあるのだろう。

朝食を食べなくても、昼食や夕食でその分の栄養分を補えばいいかというと、そうではない。いつ食事をとるかというリズムが大切なのである。

人間は、一日の中で起こる生理現象の変化（日内リズム）があるが、そのリズムをつくるのに大切な役割を果たしているのが食事なのである。

つまり問題なのは、私たち人間が持つ体内時計との関係である。私たちは一日二四時間より少し長い周期の体内時計を持つと言われている。

これを一日二四時間周期にリセットするのが、朝の日光と食事なのである。

こんな実験がある。朝、日光を浴びて体内時計を一度リセットしておいて、一方で朝の食事をやめ、夜中の時間帯に食事をするようにする。

そうすると、朝のリセットと夜のリセットが引っ張り合いをして、体内リズムが崩れて体調を壊してしまうということだ。

体内時計によるリズムがあると、決まった時間に食事を摂ることになる。リズムがなくなると、いつまでもダラダラと食べてしまい、結果的に肥満や体調不良を起こすことになる。

やはり、朝の光を浴びる時間帯に朝食を摂ることは、健康には良いといえるだろう。どうしても時間がない、食欲がないという人は、バナナ一本でも、豆乳一杯でもいいので、何か体に良いものをひとつ摂り入れてみよう。

66●水の効用

一杯の水の効果は計り知れない

起きぬけのコップ一杯。

朝、起きたらまず口をゆすぎ、そのあとにコップ一杯の水を飲むと胃が刺激を受け、一時的に副交感神経が興奮して、胃腸の動きが活発化する。これで食欲が増進するだけでなく、心身もさわやかになる。

一杯の水の効果をあげてみよう。

1 冷たい水の刺激が心身にさわやかな目覚めを促す。

2 便通がよくなる。起きぬけに冷たい水をコップに二〜三杯飲むと腸に蠕動運動が起きて便意を促す。

3 血液やリンパ液の流れがよくなるので体の各組織に栄養をたっぷりと送ることができる。子どもが「疲れた」と訴えたら、一杯の水を与えよう。

4 イライラしたとき、ゆっくりと水を飲むと気持ちが落ち着くのは、水が頭に集まった血液を胃腸のほうに下げ、興奮した神経を静めるからである。

5　肌がしっとりと潤う。皮膚の六〇%は水分。水を補給すれば、みずみずしい素肌を保つことができる。

6　消化・吸収を助ける効果もある。食事の前に飲めば、消化液の分泌を促し、消化を助け、腸の働きもよくなるのでビタミンなどの栄養素の吸収力も上がる。

7　水は発汗や利尿を促し、老廃物を排出する。

お茶やジュースと違って、余分なものが含まれていないから、体内で吸収されやすく、負担も少ない。水と上手につきあっていきたいものだ。

人間の体の約六〇%は水。たとえば体重三〇kgの子どもは一八kgの水分を体内に蓄えていることになる。だから、よく「のどが渇いた」と訴えるはずだ。そのつど、清涼飲料水やジュースを与えていては糖分のとりすぎになってしまう。

冷蔵庫には甘い飲み物を入れておかないようにする。のどが渇けば一杯の冷たい水はまさに甘露。大人も子どもも、水の美味しさに徐々に気づくはずだ。

67●お茶の効用

抗ウイルス作用のお茶を飲む習慣を

缶入りやペットボトルに入ったお茶が売られている光景は、既に日常となった。砂糖がたっぷり入った清涼飲料水を飲むよりも、お茶や水を飲むことをすすめたい。お茶には、糖分がないばかりでなく、ほかにも体にいい、すぐれた点がたくさんある。

まず、緑茶、ウーロン茶、紅茶すべてに含まれているカテキンという成分は、抗菌、抗ウイルス活性などをもっていることは、静岡で開かれた国際茶シンポジウムでも明らかにされたことである。

風邪の予防にお茶でうがいをするといい、といわれるのは、この抗ウイルス作用を利用したものである。

また、脳の老化を防ぐグルタミン酸をはじめとするアミノ酸や免疫力を高めるビタミンCも豊富に含まれている。お茶を飲む習慣をつけることは、健康に一歩近づくことでもある。

砂糖がキレやすい子どもをつくる?

すっかり定着してしまった「キレる」という言葉。すぐにイライラしたり、むかっときて他人に危害を加えるというのは、ストレスも大きいのだろうが、砂糖のとりすぎも関係しているといわれている。

砂糖というと、ケーキやチョコレートに多く含まれていると思いがちだが、意外な落とし穴は、清涼飲料水。重量のなんと一〇～一五%の砂糖が含まれているのだ。

たとえば、三五〇ml入りの清涼飲料水なら、約三五g、大さじ約四杯に相当する量である。五〇〇ml入りなら、なんと二分の一カップもの砂糖をとっていることになる。一〇歳ぐらいの子どもが一日にとっていい糖分は上白糖で二一gだから、清涼飲料水からとる糖分がいかに多いかおわかりいただけるだろう。

では、なぜ、糖分のとりすぎが「キレやすい」子をつくるのだろうか。

普通、ご飯やいも、パスタなどの食物から摂取された糖分は、徐々に血糖値を上昇させ、同時に膵臓からインシュリンが出て血糖値を下げ、体内の血糖値を一定に保とうとする。でも、空腹時に清涼飲料水などで一度に大量の糖分をとると、血糖値が一気に上がり、その血糖値を下げようと大量のインシュリンがだされて、こんどは急激な低血糖に陥ってしまうのだ。

血糖値が下がると、人間はイライラしたり、集中力がなくなったり、感情が抑えにくくなるという症状が現れる。

つまり、キレやすくなる、ということなのだ。自動販売機やコンビニで清涼飲料水がすぐに手に入る時代。それが、子どもの精神状態にまで悪影響を及ぼす可能性がある。恐ろしい話である。

冷蔵庫に常備してあるとつい飲んでしまうので、一度すっかり空にして「ない」状態に慣れるのが良い。のどが乾いたら水やお茶を飲む習慣をつけよう。

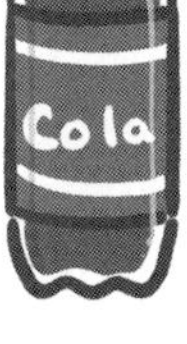

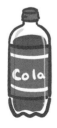

体にいいおやつは第四の食事

私が子どものころのおやつといえば、おにぎりやふかしいも。チョコレートなどは出てきた記憶がない。現代の子はちょっとおなかが空けばすぐお菓子に手が届いてしまう。こんな習慣は意識的に改めていくべきだ。

そもそもおやつとは「お菓子」を与えるものではなく、第四の食事なのである。成長期の子どもは、体の大きさに比べて驚くほどたくさんの栄養を必要としている。大人の女性が一日に必要としているカロリーが一七五〇キロカロリー（軽い労働量の場合）であるのに比べ、六歳の男の子は一七〇〇キロカロリー、わずか五〇キロカロリーしか違わないのだ。

でも、体が小さいと、一度にたくさんの食事が食べられない。そこで三度の食事の間におやつとしてカロリーを補おうというのである。

現在、おやつというと砂糖を使ったものを食べてしまうのがほとんどらしい。そのため、虫歯の増加には著しいものがある。虫歯に関していえば、甘い物イコール虫歯というものではなく、甘い物をダラダラと食べ続けるのがいちばんいけないのだそうだ。

虫歯は口の中にいるストレプトコッカス・ミュータンスなどの菌がつくりだす酸によってつくられる。食べ物が入ってくると、口の中はいったん酸性に傾くが、その後唾液で口の中が洗われ、酸は次第に解消される。ところが、ダラダラと食べ続けていると、口の中の酸性度は高いままに保たれ、一気に虫歯だらけになってしまうのだ。

つまり、甘いスナック菓子に糖分が多い清涼飲料水をダラダラ食べ続けるのがいちばんいけないのである。また、前にも書いたが、糖分をとりすぎることによって低血糖を引き起こし、根気がない、イライラするといった精神状態になってしまう危険性もあるのだ。

毎日おやつを手作りするのは、大変かもしれないが、手をかけなくても、体にいいおやつはいくらでもある。さつまいもを電子レンジで加熱したり、とうもろこしをちょっとゆでるだけでいいのだ。バナナやりんごなら皮をむくだけでいい。

骨の土台がつくられる一〇歳までは考えもの

ダイエットが低年齢化しているという。「大学生の食生活調査報告書」によると、ダイエット経験がある女子大学生のうち、初めてダイエットしたのは、高校生が五〇％、中学生が三〇％らしい。最近は小学生でも高学年になると、体型を気にしだすそうだから、このぶんだと小学生でもダイエットの経験者がかなりいそうである。

現に、アメリカではエレメンタリースクールに通う一〇歳の女の子のうち、約半数がダイエット経験者らしい。

育ち盛りの子どもがダイエットをする弊害はいろいろあるが、その中で最も大きいのが骨である。成長期の骨の土台をつくらなければいけない時期にダイエットすると、カルシウムが不足して、骨粗鬆症の予備軍となる。

骨はおかあさんのおなかの中にいるころからつくられはじめ、十代後半になるまで成長を続ける。そして、それ以降も、新陳代謝を繰り返し、一年に二〇～三〇％は新しく生まれ変わっているのだ。

とくに女性の骨量は初潮が始まると一気に増え、十代後半にピークを迎える。そして、その後徐々に下降線をたどり、更年期に入ると、がくっと減る。つまり、十代の後半になるまでは、骨の土台がつくられる時期といってもいい。その時期にダイエットするとカルシウムをはじめとする栄養分が不足することによって、土台が弱い骨ができあがってしまうのだ。

また、人間はカルシウムが不足すると、骨の中からカルシウムを抜きとり、血液中のカルシウム量を一定に保つ働きがあるため、食事によるカルシウム量が少なくなると、骨がスポンジのようにすかすかになってしまうおそれもあるのだ。こうなると、ちょっところんだだけで、すぐに骨折してしまう。

子どもの丈夫な骨を育てるのは、大人の責任でもある。もちろん、肥満による害は数々あるが、ダイエットの害も侮れない。

子どもが太りすぎている場合は、基本的な栄養量は減らさずに、間食をやめる、お菓子や清涼飲料水などの摂取をやめる、よくかんで食べる、運動量を増やすなどして、健康的にやせる方法を考えるのが、賢明だろう。

71●食の自立

何を、どのように、だれと食べるか

「食べること」は生きることの基本である。でも、自分がなにをどのように食べたらいいのか、理解している子どもは少ないように思う。

服部栄養専門学校校長、服部幸應氏は、一九九〇年代後半頃から学校教育の中に「食育」の時間を設けたらどうかと提唱していたが、その後二〇〇五年には「食育基本法」が国会で成立し、私たちが食によって健全な心身と人間性を育む機会を与えられるようになった。

「食育」とは、栄養や食の安全はもちろん、何を食べるか、どのように食べるか、だれと食べるかといったことを教えて、食に関する興味を抱かせる教育だそうだ。料理法や食べるときのマナーにとどまらず、エコロジーやリサイクル問題にまで広がっている。

与えられたものをただ食べるのではなく、食に関して興味をもたせることは、教育のひとつとして重要なことだと思う。子どもは、自分で野菜を育てると、嫌いな野菜でも食べられるようになるそうだ。また、自分で料理をさせると、残さず食べるともいう。

このように食べることも作る人へのありがたみがわかっていると、「嫌い」とか「食べたくない」とかいって食事を残すこともないだろう。

静岡県のある保育園では、この「食育」を毎日の園生活に食べ物を赤（肉、魚、大豆、乳製品など）、黄（ご飯などの主食）、緑（野菜）、白（汁もの）に色分けし、それらの四色が食卓に並ぶことによって自然の栄養バランスがとれるように教えているらしい。

なるほど、栄養というとついむずかしく考えがちだが、色に分ければ、小さな子どもでも理解しやすいだろう。

また、この保育園ではおひつから、ご飯を自分が食べられる量だけよそう。自分の体がなにを欲していて、どれくらい食べたらいいのかがわかると、やたらと食べすぎることもない。

もちろん、一度にやるのは、簡単なことではない。少しずつ興味をもたせることが大切なのである。

72 ● 孤食

まず食事中にテレビを消すことから始めてみては

生活総合研究所の調査によると、食事中にテレビをつけている家庭は六〇％以上にも及ぶ。また、塾通いなどのため、ひとりで食事する子どもも多いと聞く。ということは、家族とのコミュニケーションがあまりなく、ひとりでもくもくと食べていることが多いということになる。

そんな人が陥りがちなのが、「コケコッコ症候群」である。

「孤食（一人で食事をする）」、「欠食（食事を抜く）」、「個食（同じ食卓でもそれぞれ違った内容の食事をとる）」、「固（粉）食（同じものばかり食べる、粉からできているものを食べる）」。

これらの頭文字をつなぎ合わせると「コケコッコ」となり、子どもや独居者の食習慣の乱れを表す言葉となる。

テレビを見ながら食べることの弊害は、ただ単にお行儀が悪くなるということだけではない。

たとえば、おいしそうなものが目の前にあったとき、人間の体は自然に唾液をだす。でもテレビを見ながら食べたのでは、どうだろう。どうしてもテレビのほうに意識が集中してしまって、唾液があまり出なくなる。

唾液は食べ物を分解する役目も果たすため、唾液が出ないと、食べ物がそのまま胃に送られることになる。

また、テレビを見ていると、食べ物をかむ回数も減るだろうから、その点でも未消化の状態になる。消化不良のものがたくさん胃に送り込まれると、腸内細菌のバランスがくずれ、腐敗菌が増え、免疫力が落ちる。つまり、病気にかかりやすい体になるのである。

レトルトや、インスタントの食事をテレビを見ながらかき込む。最近の家庭ではよく見られる光景だが、それは本来の食事の姿からかけ離れたものである。

まず、食事中は、テレビのスイッチを切ることから始めてみてはどうだろう。

五歳までの味覚で食生活の幅が決まる

私なら病気になったとき、まず「バナナ」を食べたいと思うだろう。それは、子どものころ、病気をしたときに、母親が特別にその頃は高価だったバナナを買ってくれた甘い記憶があるせいかもしれない。

ところが、こんな話を聞いたことがある。あるアメリカ人が病気をしたときに、なにを食べたい、と聞いたらハンバーガーが食べたいと言ったというのだ。彼は子どものころからその味に親しんでいるため、最も弱っている状態であるときに本能が欲した味というのが、ハンバーガーだったというわけだ。

味覚は育てられるものである。その証拠に、親が嫌いな食べ物を子どもも嫌いになることが多い。これは母親が嫌いだと、自然にその食品を使わなくなるからだろう。

幼児の味の嗜好がどれくらい親の影響を受けているか、調べたデータがあるが、それによると、甘みに関しても、辛みに関しても、父親より母親の嗜好を子どもは強く受け継いでいるそうである。

子どものころ、母親が魚が嫌いなせいで、魚をあまり食べさせてもらえなかった子どもが魚嫌いになるという、大日本水産会の調査もある。

人間は五歳までになにを食べたかによって、その後の食生活の幅が決まるといわれている。とはいっても、五歳をすぎたから、もう遅いということはない。

人間が味を識別するのは、甘み、塩み、酸味、苦み、旨みの五つの基本の味覚だ。プラス、辛み、渋み、それににおいや歯ごたえ、色や形なども加わって、「おいしい」「まずい」という感覚になる。もちろん、それらにその場の雰囲気、過去に食べたときの記憶なども加わる。つまり、「おいしい」「まずい」という感覚は、かなり総合的なものなのである。だから、できるだけ、小さいうちからいろいろな味を体験させて、その子の食の領域を広げてやりたい。いろいろなものを楽しんで食べる、それが生きることの基本だからだ。

もしも自分の子どもが病気になったとき「レトルトのカレーが食べたい」と言うようであれば、その子が持つ治癒力も十分に発揮することができない。

味覚も免疫力の基礎となるのである。

74●いのちの本質

常に新鮮な水を

私たちのからだはほとんど水からできている。大人では体重の約六〇％、新生児では実に八〇％くらいが水だと言われており、いのちの本質は水と深く関わっている。

体内では、水は血液やリンパ液として循環しながら、栄養物や酸素を運搬したり、老廃物の排泄を行い、さらに体温や体内の浸透圧などを一定に保つ働きをしている。水は常に体内を駆けめぐり、瞬時も止まることなく働く。

私たちが飲料水などによって体内に取り入れる水は一日だいたい二・五リットルで、また、汗や尿などで体外に排泄される量も一日だいたい二・五リットルだと言われている。

つまり、体重が七〇キロの大人なら、約四〇リットルの水分が常に体内にあって、それを毎日入れ替えているということになる。

文明社会が発展するにともなって、私たちのからだにさまざまな有害物質が入ってくることが多くなってきた。たばこの煙、環境汚染物質、食品添加物など、からだに有害なものを排泄するのも、やはり水の重要な役目である。

しかし、その水がよいものでなければ、かえって健康を害してしまう。たとえば、毎日の生活に欠かせない水道水の源泉である川や湖、海の汚染が進んでしまえば、それを消毒するために塩素などの薬品が必要になってくるが、この消毒過程でトリハロメタンなどの発がん性物質が発生してしまう。

私たちが健康を保っていくためには、源泉となる河川を大切にし、自分たちが飲んでいる水についての知識をしっかり持つことが重要になってくるのである。

また、老いるにしたがって細胞の新陳代謝や腎臓の働きが落ち、私たちの体内の水分量も減っていく。さらに、私たちの脳には血液の濃縮度を感知して水分補給の信号を発するセンサーが備わっているが、歳とともにこのセンサーの感度が鈍って、体内が水分不足になってものどの渇きを自覚しにくくなってくる。

つまり、老化とは水分喪失のプロセスともいえよう。そして、子どもは大人よりも新陳代謝が活発だからこそ、体を巡るための新鮮な水を常に供給していたい。

よって、私たちが自分のコンディションに合わせたよい水を積極的に補給できれば、健康を保つことができ、ある程度は老化も防ぐことができるということなのだ。

さて、水といえば「硬水」と「軟水」という言葉が浮かんでくる人が多いかと思う。水の硬度はカルシウムとマグネシウムのミネラル量で決まり、日本の基準では硬度が一〇〇㎎／L以下のものを「軟水」、一〇一以上～三〇〇㎎／L未満の水を「中硬水」、それ以上のものを「硬水」と呼んでいる。

外国産のミネラルウォーターがミネラルを多く含んだ硬水が多いのに対し、国産のものは多くが軟水だ。

これは、大地を形成する地殻物質が異なるからだと考えられる。天然水は地中にしみ込んだ雪や雨水が地層中で汚れやゴミを濾過し、地層中のミネラルを吸い取って湧き出している。

日本は国土が狭く急峻なため地層に浸透する時間が短く、ヨーロッパや北米などの大陸では地形がゆるやかで地層に接する時間が長いことが、硬水と軟水を生み出す要因のひとつとされる。

料理をつくるときやお茶などを淹れるとき、硬水・軟水を使い分けることで、味も栄養もよくなることが知られている。

料理などで利用する水でいえば、昆布や鰹節でだしをとる和食、緑茶などに使う水は、やはり軟水が合う。豆や野菜、ご飯を煮炊きするのも軟水が適している。ミネラル分が少ないためうまみが水に溶け込みやすく、苦みが少なくまろやかな味わいになるからだ。

また、洋風に肉を煮込む場合は硬水が向いている。硬水のミネラル分が肉のうまみを溶け出しにくくするので、しゃぶしゃぶなどの鍋物も硬度が中くらいの水を使用するのが適していると言われる。

そして、コーヒーを淹れるときは、エスプレッソなら硬度三〇〇前後の硬水が、ドリップなら硬度六〇くらい、コーヒーメーカーを使うなら硬度一〇〇くらいの軟水が理想的だということだ。

このように、少しこだわって水を使い分けてみるのはどうだろう。先に述べた「五感で味わう」ような、違いがわかる本当の味わいかたができるようになるかもしれない。

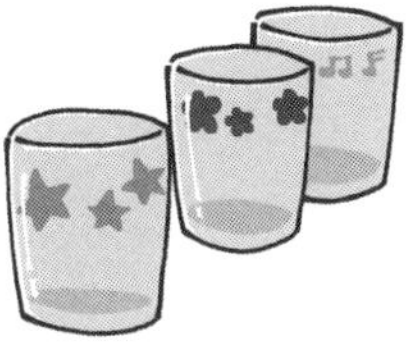

水に含まれるミネラルは健康長寿のもと

飲料水と健康の関係については、既に何年も前から多くの論文が出ている。ミネラル分を含む硬水を飲むことで、脳卒中や心臓病の死亡率が低くなることなどが明らかにされている。

実際に私もこれまで仕事で訪れた六〇カ国以上で、それぞれの土地に暮らす人が飲む水を調査したことによって、水と健康の関係の深さを実感している。

なかでも私がとくに興味を持ったのが、いわゆる長寿村であるヒマラヤ山麓ネパール高原に住むフンザ族の人々、南米の奥深い高原地帯に住むビルカバンバの人たちだった。この地域には一〇〇歳を超える長寿者が多いのだが、彼らは自分たちの長生きの秘訣が飲み水にあることを知っていた。標高二〇〇〇メートル以上の山から流れてくる谷川の水には、カルシウムのほか、マグネシウム、鉄、銅、フッ素など、いろいろな種類の微量ミネラルが含まれているのだ。

特に、カルシウムとマグネシウムをバランスよく摂取することはとても大切である。カルシウムが必要だからといって、カルシウムばかりが多く含まれたサプリメントをやたらと摂取しても、カルシウムが細胞内に蓄積してしまう。細胞内に蓄積した過剰なカルシウムは、さまざまな疾病を誘発する。血管内壁に付着して動脈硬化を起こし、脳卒中や心筋梗塞を引き起こしたり、高血圧症の原因にもなる。また、脳細胞に蓄積されれば認知症に、脊髄に入れば神経の変性を引き起こすと言われる。

心筋梗塞などの虚血性疾患には、マグネシウム不足が深く関係していると言われている。病気にならないためには、カルシウムのほかにマグネシウムの摂取が必要となるのである。

さて、そのようなミネラル分を多く含む水、といえば硬水だ。硬水でも若い女性の間で特に知られているのが、フランスの「コントレックス」ではないだろうか。この水の硬度は一四六八と超硬水でマグネシウムの含量も多いため、便秘の方にも良いとされている。イタリアの「クールマイヨール」も硬度一六一二と、やはり超硬水である。

ただ、硬度が高い水は味に重みがあり、クセが強くて飲みづらいという方も多くいる。ミネラル分があってクセが少ない水であれば、硬度が一〇一㎎／L以上～三〇〇

㎎／L未満の「中硬水」を選ぶのがよいだろう。

私が健康長寿を目指して毎日飲んでいるのは、宮城県小林市、北霧島山系のシリカ水で、カルシウムとマグネシウムの比率が二対一と理想的で、硬度一二〇とちょうどよい飲み口だからだ。ここの水の最大の特徴は、九七㎎／Lという豊富なシリカ（二酸化ケイ素）を含んでいることだ。シリカは、人間の細胞の細胞膜にも存在していて、そこで丈夫な細胞膜をつくることがシリカの役割である。

人体を構成する三八億個の細胞を丈夫に築くことができれば、体は強く健康が保たれる。血管の弾力性を保ち、動脈硬化を防ぐ作用のあることも知られている。また、活性酸素の害を防ぐ炭酸水素イオンが一六〇㎎／Lも含まれている。

飲み口がまろやかな軟水にも健康効果の高い水はある。一例をあげれば、島根県浜田市金城町《かなぎちょう》の天然水がある。硬度四〇～五〇㎎／Lとミネラル量は少ないが、抗酸化力に長けた水だ。

国内外あわせて銘水はたくさんある。もちろん極端に高価な水である必要はない。みなさんもソムリエになった気分で、自分のからだに合う水を見つけて楽しんでみてほしい。

五章

家族で楽しくできる健康法

抗菌グッズを使わない生活を考えたい

シックハウス症候群という言葉を聞いたことがあると思う。建材に使われる化学物質が原因で、新しい家に移ったらどうも体調がすぐれない、子どもの機嫌がよくないといった症状が出るのだ。吐き気、しびれ、息切れ、動悸がしたりすることもあるらしい。

どこになにを使っているのか。まず、チェックしておきたいのは壁や天井に貼ってあるクロスや床材、それを貼るための接着剤にホルムアルデヒドが含まれているかどうか。近ごろの家は気密性が高いので、化学物質がこもってしまいがちだ。だから、予防は換気。とにかく通気・換気をよくすることだ。

抗菌グッズの項でも触れたが、とにかく私たちの身のまわりは化学物質があふれている。家の内外を見ただけでも、タンスの中の防虫剤、トイレの除菌剤、植木の虫除け剤、食器戸棚の抗菌シート、新建材のホルマリン、壁紙のＴＣＥＰ（可塑剤・防カビ剤)。さらには冷蔵庫の食品の添加物、洋服の抗菌加工、そして、車の排気ガス…。

メーカーは抗菌や防臭などのいろいろな付加価値をつけて消費者の購買意欲をそそろうとしているが、そもそも人類は細菌やカビなどの微生物に囲まれて暮らしてきたわけだから、それを排除するなどということは、もはや不可能だということを念頭に入れたい。都合の悪いものをいたずらに排除してきたツケが回ってきているように思えてならない。

そんななかで学習机をはじめとする子どもの家具には「低ホルムアルデヒド」「自然塗料使用」、ダイオキシンが発生しにくい非塩素系使用といった表示が目につくようになった。実際、アトピーで苦しむ子どもの親が化学物質の少ない自然素材の机を求めていることと、メーカー側も「安全」と「エコ」を強調した企業姿勢を示さないと生き残れない時代になったことに気づいた。

化学物質のおかげで便利で快適な生活を手に入れた代わりに、その乱用に苦しみ、対策を講じなければならないわたしたち。

今一度、自然との共存でここまで退化してきた人間の力を問いなおす機会としてはどうだろう。

77●洗剤は

ほどほどの除菌・抗菌で、わたしたちは自然で元気に育っている

病原性大腸菌O‐157が流行したとき、「逆性石けん」の需要が全国で伸びた。家庭での手洗い用として人気を呼び、首都圏では一時、品薄状態になったそうだ。

厚生労働省がだした「O‐157感染症治療マニュアル」によると、家庭での二次感染防止には「石けんと流水でよく手洗いする」ことを原則とし、もし患者の糞便に触れたら「逆性石けんか消毒用アルコールを使う」と指示していた。

ところが自治体は「手洗いの基本は逆性石けんを使うこと」と、もっと殺菌力の強い石けんを使うように指導したのだ。逆性石けんの殺菌効果は、普通の石けんの一〇〇倍近くもある。しかも使い方を間違えれば、毒性もあるのだ。

逆性石けんは石けんとは違い、医薬品に分類されている。正式には「陽イオン界面活性剤」といい、水中での電気的性質が石けんと逆なため、こうよばれる。殺菌力は強いが、洗浄力が弱く、皮膚の弱い人には刺激が強すぎる。

古い例だが、一九九二年に神戸のすし店で、すしを握るための〝手水〟に逆性石けんが混入し、すしを食べた客が食中毒症状を訴える事故が起きている。濃度一〇％の液だ。メーカーは「〇・一％に薄めることを守って使えば安心」というが、高濃度の製品もあるので、使用の際は十分注意したい。

台所などでの除菌への意識が強くなることは結構だが、やりすぎると安全性にも問題が出てくることをわかってほしい。除菌・抗菌は一度やるとやめられなくなり、場合によってはエスカレートすることだってありうるのだ。

わたしたちは、見えない菌がそこにいるかと思うといてもたってもいられず、除菌・抗菌にいそしみ、とりあえず不安から脱している。もし必要ないと思っても、近くにいる誰かが除菌・抗菌に必死になっていると知れば、自分はなにもしなくていいのか、とまた不安になり、除菌・抗菌に走る。「除菌・抗菌をしないから、病気になるのだ」と批判されたらたまらないからだ。

「ほどほどの除菌・抗菌で、わたしたちは自然で元気に育っている」と胸を張れる大人が、ひとりでも増えることを願わずにはいられない。

78●冷房は

冷えすぎは体温調節の機能に影響

大人も子どもも、夏に汗をかかない人が増えている。都会の夏は暑い。日照や自動車の排気ガス、冷房の排熱…。それにアスファルトやコンクリートの上はすごい熱。かと思えば、室内は上着を一枚着込まなければならないような過剰な冷房。電車の中も冷え冷えでうっかりうたた寝でもしようものなら大変だ。

夜、寝るときも冷房をつけっ放しという家も少なくないらしい。昔は窓を開けっ放しで寝ていたから、明け方は入ってくる涼しい風に思わず、ふとんをかぶったものだった。

知り合いに体の不調を訴えている幼い女の子がいた。商社マンのおとうさんが会社と同じように家でも冷房をかけていたというから、相当に涼しかったはずだ。子どもは冷えきった家と冷房のない学校の温度差に自律神経をくずしたのだ。

冷えると体はどうなるか。

人間の体は寒いと感じると、手足の血管が縮んで、血のめぐりを悪くする。これは体の熱を外に逃がさないために、末梢の血液の循環を鈍らせているからだ。ところが乳幼児はこの機能が未発達だし、汗をちゃんとだせる汗腺は二歳ぐらいにできあがる。つまりまだ上手に体温調節をすることができないのだ。

必要なときに上手に冷房を使って温度調節することは大事だが、冷やしすぎは考えもの。こうした過保護な環境の中で暮らしていると、人間に本来備わっている適応力がなくなってしまう。最近、増えている低体温児も、生まれたときから冷房の中にいることと関係あるという指摘がある。

冷房は熱中症対策のためにも大事だが、直接体に風を受けたり冷やしすぎないように気をつけながら、夏も適度な運動を心がけたり、夜はぬるめの湯船にゆっくり浸かるなど、上手に暑さとつきあっていきたい。

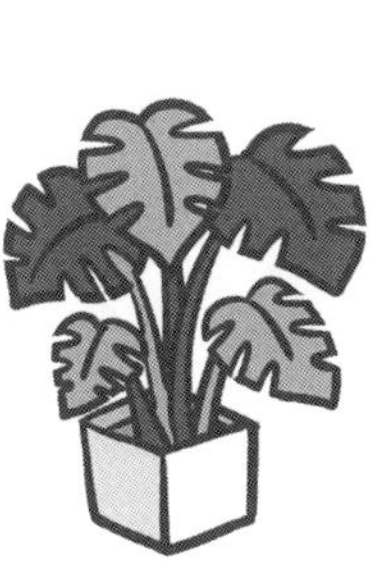

足に合った靴で歩くことは人間の基本

「第二の心臓」といわれている足。心臓から遠く低い位置にあるため、歩くことで足首の筋肉が血液を心臓に戻す役割をしている。つまり歩くと血の循環がよくなるのだ。そんな重要な役割を果たす足なのに、日本人はあまり関心をもっていない。イギリスでは小学校低学年の課外授業に足と靴の教育があるという。

正しい歩き方はかかとから着地し、体重を足先になめらかに移動させ、足指で蹴る。そのときに土踏まずは、歩行や駆け足の衝撃から足を守るという大切な機能を果たしている。扁平足が増えているというが、これは歩くことが少なかったり、靴がよくなかったりすることが原因だろう。

とくにあかちゃんの足は大部分が軟骨のため、外部から圧力が加わらないようにすべきだ。一、二歳の子どもの足の骨はまだ未成熟で半分が軟骨だ。このころに体に合わない靴をはくと、大人になってから足のトラブルが起きる。

「足と靴の科学研究所」の清水昌一所長は、警告する。
「いい靴とは正しい歩き方を助け、促進させるものだ。それには、かかとがしっかりとしているものを選ぶ必要がある。人間の足は末広がりにできているので、それをおさえつけるようなタイトな靴では筋肉を動かす負担になる。不恰好でも余裕をもって足指を包む幅広の靴がいい」

本当は裸足で歩くことがいいのだろうが、そうもいかない。せめても足元をしっかり固定させることが大切なわけだ。「健康はいい靴から」といってもいいと思う。

なにより歩くことは、そのリズムが体内のリズムと呼応して、気分をリフレッシュしてくれる。歩きながら名案が浮かぶということは、よくあることだ。大人も子どももどんどん歩いて足首の筋肉を鍛えよう。

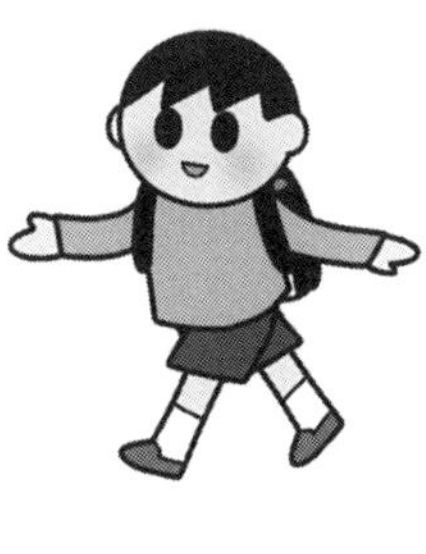

清々しい香り、緑を見ること、渓流のせせらぎ

「なんだか、スッとするようないいにおいがする！」

「気持ちがいいねえ」

そんな会話が聞こえてきそうな森の中。

森林の中に入るとプーンといい木の香りがしてくる。清々しい香りだ。これは木の幹や葉から出ているフィトンチッドという物質だ。木が微生物などから自らを守るために放出している物質で、フィトン（植物）、チッド（殺す）の意味がある。文字どおり、殺菌効果があるのだろう。

この物質が森の中を浮遊し、森独特のにおいをつくり、人を心地よくしてくれる。その中でよく知られているのはフィトンチッドの一種の「テルペン」だろう。針葉樹には五〇種以上も含まれているというテルペンは精油成分を含み、植物独特の香りのもととなり、植物の生長を促す力を秘めているというわけである。

森林浴がいいのはなにもフィトンチッドによるものばかりではない。緑を見ることが大変な効果を人間に与えているのだ。春になり若葉が芽吹くころ、人はなぜか生き生きとしてくる。これは久しぶりに緑の色を目にするからだ。緑という色は色の中でも最も脳下垂体を刺激し、性ホルモンなどの生命活力物質を体内から分泌させるからだ。

また、渓流のせせらぎや葉ずれの音なども人は心地よく感じる。実際、血圧や脈拍数を低下させ、ストレスを開放し、リラックスさせてくれる効果がある。

森林浴という言葉は一九八二年に林野庁が提唱したものだというが、こんなふうに、ただ気持ちがよくなるだけでなく、最近は科学的にも健康にいいことが実証され、すっかり市民権を得た感がある。

ときにはいつもより早く起きて、子どもたちと共に近所の雑木林でも散策してみてはどうだろう。家の中の狭い空間とは、また違った会話がたのしめるかもしれない。

都会の喧騒を離れ、森の中をハイキング。森のさわやかなシャワーが元気をくれる。そう考えただけで気分が安らいでくる。

旅することで得られた考え方の柔軟性

「本当の発見の旅は、景色を探すことではなく、新たな視点を持つことにある」とは、フランス人作家、マルセル・プルーストの名言だ。

私は寄生虫や熱帯病の研究をしていたことから、世界中、特にアジアを旅することが多かったのだが、さまざまな国へ行って実感したのが、いろいろな人がいて、いろいろな生活や社会があり、いろいろな考え方があるということだった。

そのなかでも、私の従来の考え方を大きく覆した印象的なできごとがある。

ある日、私たち日本からの医療団と在留邦人の六人は、インドネシア、ジャワ島の中部にある都市、スマランの空港で、スラバヤ行きの飛行機に乗るため、朝早く空港に到着していた。

飛行機の出発時刻になると同時に、「この飛行機は遅れますので、しばらく待合室でお待ちください」という放送があったので、私たちは言われた通りおとなしく待っていた。しかし、それからいくら待っても、その後のアナウンスがまったくない。電光表示からは乗る予定の飛行機名がいつのまにか消えている。待合室のイスは満席で、大勢のインドネシア人が床を占拠し、まるでお花見のようだ。それでも、私たち日本人と大勢のインドネシア人は、辛抱強く待ち続けた。

そして定刻から一〇時間後、やっと次のアナウンスがあったかと思うと、「本日の運行は中止になりました」というものだった。

さすがに我慢強い私でも、怒ってカウンターに詰め寄った。しかし空港職員は「飛行機が来ないから仕方ないですね」と、まったく悪気のないさわやかな笑顔で答えた。

このとき待合室にいた大勢のインドネシア人は、欠航のアナウンスがあっても、別に取り乱しもしていなかった。それでも、私たち日本人がいつまでもブツブツ不満を言って当り散らしていると、近くにいたインドネシア人の老人が私に言った。

「インシャー・アッラー。もしあなたが今日の飛行機に乗っていれば、墜落していたかもしれないし、何か悪いことが起こったかもしれない。今日の飛行機に乗らないことで、あなたの運命は良くなったのです」と笑顔で諭されたのだった。

イスラム教では「インシャー・アッラー」という、日本語で言えば「アラーの神の思召しのままに」という意味の言葉があり、未来のことを話すときにこの言葉を使う。

たとえば、仕事で明日までの納期の商品があれば、「明日には納品します。インシャー・アッラー」と言うが、それは「約束を守れるように頑張るけれど、もしできなかったとしても、それは神の望みなので許してください」という意味なのだ。

約束を守り、定刻を守ることを重んじる日本人には、こんな考え方にはついていけないと感じてしまうが、ゆるやかな考え方ができる彼らにはイライラや不満が少ないのかもしれないと、私はこのできごとから思うようになった。

このように、違う文化や人に触れ合うことで、自分の考え方に柔軟性が出てくる。私の考え方のほとんどは、日本で学んだことよりも、世界に学んだことが根底にあると思う。

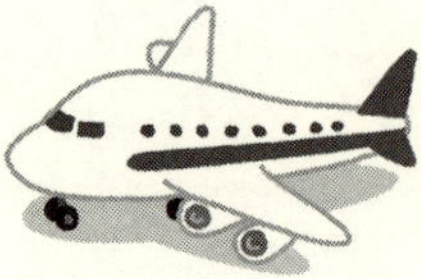

82●感動すること

「おいしいねぇ」「きれいだねぇ」「うれしいねぇ」の連発

地方の大学へ講義に行ったり、講演に呼ばれたりでよく旅をする。仕事には変わりないが、美しい風景に感動したり、おいしいものに舌鼓を打ったり、温かい人情に触れたりして、いい思いをすることは少なくない。

それにこの歳になっても教えられることが多い。

島根県の宍道湖に行ったときだ。シラウオをごちそうになった。とてもおいしかった。ここでは今でもシラウオを、昔ながらの四つ手網ですくうという古風な漁法でとっている。淡水産のシラウオは日本でだんだんとれなくなっているが、絶滅させないためには、この漁法がいいそうだ。

シラウオを食べさせてもらいながら、環境汚染問題や資源の保護などを考えさせられた。

旅は大人にも子どもにもいろいろなことを教えてくれるはずだ。

列車に乗れば、いろいろな人と関わらなければならないから、自分を抑えることが要求される。窮屈で不自由だ。旅の経験を通して、社会性と、現代に生きるわたしたちにいちばん欠けているのではないかと思われる忍耐力が養われると思う。公共の場所でのマナーが悪い人は、こんな体験が少ないのではないかと思う。それにふだんの生活では見られないもの、食べられないものに出会えることも旅の収穫だ。

たとえば、海辺の町や山の宿に泊まったら美しい風景や日の出、日の入りを見よう。あたりを黄金色に染める大きな太陽にきっと感動するだろう。親切にしてもらうなど人情の機微に触れる。すれ違いの都会の生活ではあまり感じることのない人の温かさは、わたしたちに生きる希望を与えてくれる。しばらく勉強のことを忘れて家族や友人と親密な時間を過ごすことで子どもに笑顔があふれるだろう。旅という非日常のひとときは思いがけず、人を成長させるものだと思う。

なによりも感動体験は笑うことと同様、免疫力を高めてくれる。

「おいしいねぇ」「きれいだねぇ」「うれしいねぇ」「たのしいねぇ」…。こんな言葉の連発の旅から帰ってくると、大人も子どもも、きっと元気になっているに違いない。

83●五感を全開にする

人間のもっている感覚を暮らしの中で積極的に使う

私の子ども時代、暗い夜道は目をこらして歩いたり、漂う夕餉《ゆうげ》のにおいに「きょうはぼくの好物だ」と喜んだり、カエルが鳴いているから明日は雨かな、と勘を働かせて行動しなければならないことが少なくなかった。

自分で考え、自分の感覚を頼りに行動する。こんな当たり前のことをする機会を、大人がすすんで奪っているという現代の子どもたちの生活。そうでなくても、なんの不自由もない暮らしをしていれば、人間の「五感を全開にして勘を働かせて生きる能力」はどんどん退化してしまう。

もっと自然の中に子どもを放りだしてみてはどうだろう。もはや生きる力は都会の生活では、育まれない。

人間には五感がある。星空に目をこらしてみたり、かすかに聞こえる虫の音に耳を澄ましてみたり、昆虫の羽にこわごわ触ってみたり、漂う異臭に危機を覚えてみたり、ほのかな甘みをたのしんだり…。「視覚」「聴覚」「触覚」「嗅覚」「味覚」。これはまさに人間が生き物である証で、人間はこの動物的能力をフルに使って生活してきた。

暑さも寒さもあまり感じないような現代の生活の中だが、子どもの五感を研ぎすます練習はいろいろある。

●風の向きを感じよう…どっちから風が吹いてきたか、指をなめて空に向かって突き出せば、風の向きがわかる。

●自然の変化で天気を知る…「アマガエルが鳴いたら雨」「ツバメが低く飛んだら雨」と言い伝えられているように、自然から天気を予測することはできなくはない。自然の変化を全身で感じてみよう。

●旬のものを食卓に…ゆでたてのとうもろこしの甘さ、蕗《ふき》のえぐみなど味覚は複雑。いろいろなものを食べよう。

●冷暖房を切る…暑ければ家の中に風の道をつくって風を入れる、寝るときは扇風機やうちわの風の気持ちよさを味わう。かき氷やそうめんなど、食べるものから涼をとる工夫をして楽しんでみよう。寒ければ、体を動かして温まる、熱いスープを飲む、などいろいろな方法を考えてみよう。

84 ● 第六感を養う

自然界が鍛えるのにいちばんふさわしい場所

五感が生き物としての基本の力のようなものだとしたら、第六感は直感を察知する能力のことだろう。「なんとなくそんな気がした」「胸騒ぎがした」ということは少なくない。

人よりも小さな脳しかもたない哺乳類や鳥類、昆虫などが驚くような「超能力」をもっているが、人にもそれに近い第六感が備わっている。

よく「虫の知らせ」という。英語では「GUT feeling（腸感覚）」と呼ぶ。「腸は第二の脳」とも呼ばれるとおり、脳に匹敵する神経叢が張りめぐらされ、神経伝達物質も多く存在している。このお腹の直感力を侮ってはいけない。

残念なことに今の子どもたちには、この第六感を伸ばせる場がないような気がする。現代の便利な世の中では、危険察知能力を発揮する場がとても減っているからだ。

どうしたら子どもたちは、この未開発な能力を養うことができるだろう。

五感と同じ、自然界が、鍛えるのにいちばんふさわしい場所だろう。そこには、テレビゲームのシミュレーションでは予知できないような厳しい現実や、睡眠時間を削るほどの受験勉強など何の役にも立たない現実があるだけだ。

たとえば山登りでもすれば、足を滑らしそうになってヒヤッとしたり、進む先にはなにがあるんだろうと想像したり、もう少し行けば水が流れていることを音で感じたり……。ふだん、舗装された平らな地面を歩きなれている子どもには、第六感をフル稼働させても追いつかないくらいの展開だろう。

安全な日常生活の価値観がひっくり返りそうな森の中で自然と向き合って、野生の気配を感じる。山のひとつでも走破すれば、なによりも成し遂げるという達成感が大人も子どもも強くする。こうしたいろいろな体験が、いざというときに災難から身を守ってくれる。

とにかく、生まれもった貴重な能力を曇らせないためにも自然に出よう。

そして「生きる力」を身につけよう。

85●家族でスポーツ

健康・体力の増進はわいわい行うほうが楽しい

週に一時間でもいいので、何か体を動かすことを進んでしたい。

スポーツなどと構えないで、とりあえず歩くことはどうだろう。安上がりだし、めんどうな練習もいらない。足に合う靴さえあれば、どこでも歩ける。公園でも、市街地でも、雨が降れば、ショッピングモールでもいい。歩くことで血液の循環がよくなり、呼吸器系の働きもよくなり、老廃物を体外へ排出する。

さらに脳からβ-エンドルフィン（脳内に分泌される麻薬と似たような作用を示す物質）が出て、鎮痛作用や多幸感をもたらし、深いリラクセーションと眠りをもたらす。さらに、免疫機能そのものも高め、体の治癒力を高めようとする効果がある。いいことずくめだ。

また、適度な運動は骨の量を増やすから、日常生活での歩数が多い人ほど骨密度が高い。体を動かすことによって脂肪分を減らし、良性のコレステロールの量を増やす作用がある。太りはじめた大人にも効果大だ。

速度はおしゃべりができるくらいで十分だろう（大人は少しきついと思うくらいの速度がいい）。子どもの歩調に合わせよう。小さな子どもは好奇心がいっぱいで、あっちこっちに実にめまぐるしく動くだろうが、とがめずにいっしょに風景をたのしむつもりで歩こう。

そして、決して無理をせずに、子どもが疲れを訴えたら休憩。子どもには歩くだけではおもしろみがないだろうから、途中でアイスクリームを食べるなり、角の家の犬にあいさつするなどのお楽しみもあるといいと思う。新鮮な空気を吸いながら、気持ちよく歩けるようになったら、サッカーやバドミントンなど好きなスポーツと組み合わせるのも効果的。

公共のプールを利用して水泳もいいと思う。右手と右足の運動は左脳を強化し、左手と左足の運動は右脳を強化するし、三〇分以上の長時間にわたる持久性運動では「歩く」ことよりすぐれた効果が得られる。どれもひとりでやるより、家族や友人などとわいわい行うほうが楽しい。ぜひ、習慣にしてほしい。

おわりに

子どもたちのための「健康早期教育」を今こそ始めよう

二〇一六年、「健康格差」というキーワードが世間を騒がせはじめた。これは、NHKスペシャル『私たちのこれから』という番組内で「健康格差」の問題について取り上げたことが、多くの人の関心を集める起爆剤となった。

ここ最近、社会問題となりはじめた「健康格差」とは、健康に対する自己管理能力の低さが原因ではなく、生まれ育った家庭環境や地域、就いた職業や所得などが原因で生じた病気のリスクや寿命など、私たち個人の健康状態に気づかぬうちに格差が生まれてしまうことを指している。

公衆衛生を専門とするイギリスの医師マイケル・マーモット氏は、WHO「健康の社会的決定要因委員会」において、健康格差とその決定要因についての報告を行っている。マーモット氏は、健康格差の根底にあるのは「社会の不公平」であると指摘し、さらに「権力、資金、資源の不公平」が、日常生活の状況に不公平を生じさせ、その結果、健康の不公平につながると説明している。
マーモット氏の著書『健康格差』（日本評論社）のなかでも、各国の不公平について詳細な分析や考察が多くされているが、その中で日本について以下のような記述がある。

「日本には、みんなで一緒に成功しようという結束がある。そのことが、所得の不平等が比較的小さく、貧困率が低く、犯罪率が少なく、高齢者に気遣いをし、世界で最も寿命が長い理由だと思う」。

日本は先進国のひとつに定義されていて、清潔で安全で水は無料だという評判は日本人の私たちでもよく耳にする。また諸外国から見た日本はマーモット氏が言っているように、良くも悪くも「平等」「横並び」「対等」の社会だと認識されることがあるかと思う。
このように格差や不平等が小さいと思われていた日本でもＮＨＫスペシャルの放送

で話題になったように、近年、「健康の社会格差」の存在が明らかになってきている。たとえば、教育年数が短い人は、教育年数が長い人より死亡リスクが約一・五倍高く、所得が少ない人は、所得が多い人より死亡リスクが二倍近く高いという現実がある。他にも、ストレスや社会階層、職業、人間関係、所得、生活環境など、さまざまな要因によって健康の社会格差は生まれてくる。

二〇〇九〜一三年には社会科学と健康科学の多分野の研究者が協力して、日本国内の健康社会格差の実態とメカニズムを調査している。これによると、健康社会格差によるダメージから自分や大切な人の健康を守るには、「ストレスと上手につきあう」、「人間関係を豊かにする」、「健康に悪い生活習慣を改める」、「地域や職場のコミュニティーの絆を大切にする」、そして「健康を損なったのは自分が悪い」と自己責任で片付けないこと、とある。私たちの健康問題の根底には、本人の努力ではどうすることもできない社会的な要因があるとされ、国の政策として取り組むべきこともあると論じている。

では、個人の努力としては何ができるか。それは「健康格差」が広がりつつある社会を少しでも抑えるという努力である。そのためには、**幼いころからの「早期教育」**

が重要だと私は感じている。

早期教育は、人生を決定づけるさまざまな思考に影響を与えると言われている。特に、自己統制力に強く関連していて、体力や健康にも強い影響を与える。また自己統制力は、健康に悪い生活習慣やたばこなどの有害物質の摂取を避けたり、規則正しい食生活などの行動にすべて繋がっていく。健康状態がよくなるだけではなく、幼児教育は犯罪率も下げ、経済成長にも役立つことがわかっている。

早期教育といっても、子どもへの一方的な押し付けではない。子どもに正しく伝えるためには、まずは大人が正しい健康習慣を身につけなければならない。大人がいくら口で正論をひけらかしても、子どもはすぐに見抜いてしまうだろう。

子どもへの健康教育での思考や実践は、大人が健康を取り戻すことにも通じる。本書を、日本の健康力をさらに強めるためのエールにしたい。

藤田紘一郎

参考文献

●『地球へようこそ』グループなごん（ブロンズ新社）
●『生活図鑑』おちとよこ（福音館書店）
●『子どもの健康ウォッチング』藤森弘（農文協）
●『子供に伝える野外生活術』広瀬敏通（地球丸）
●『笑いのトレーニング』ヘリーン・グローヴァー（東京図書）
●『ナチュラルメディスン』アンドルー・ワイル（春秋社）
●『免疫バイブル』OE・レビー＆T. モンテ（WAVE 出版）
●『癒す心、治る力』アンドルー・ワイル（角川書店）
●『母の友』（福音館書店 '96 年 9 月号）
●『母の友』（福音館書店 '97 年 7 月号）
●『母の友』（福音館書店 '98 年 11 月号）
●『考える食卓』中村丁次（NTT 出版）
●『おかしいぞ 子どものからだ』正木健雄（大月出版）
●『食中毒を防ぐ台所読本』（ベターホーム協会）
●『これでアレルギーが克服できる』
越智宏論　藤村靖之（かんき出版）
●『食べるサイエンス』木村修一　本多京子（ダイヤモンド社）
●『脳を育てる 食べ物・食べ方』食べ物文化研究所（芽ばえ社）
●『みんなでつくる たのしい 子どもの生活』
(財)生活研究所編（合同出版）
●『食育のすすめ』服部幸應（マガジンハウス）
●『健康食』（朝日出版社）
●『脳はバカ、腸はかしこい』（三五館）

子どもの免疫力を高める方法

著　者　藤田紘一郎
発行者　真船美保子
発行所　KK ロングセラーズ
東京都新宿区高田馬場 2-1-2　〒 169-0075
電話（03）3204-5161（代）　振替 00120-7-145737
http://www.kklong.co.jp
印　刷　中央精版印刷（株）
製　本　（株）難波製本

落丁・乱丁はお取り替えいたします。
※定価と発行日はカバーに表示してあります。
ISBN978-4-8454-5070-1　C2247　Printed In Japan 2018